나는 지금 건강합니다

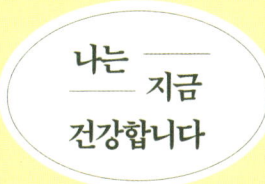

조승우 지음

시작하며

우리는 특별한 순간에 "행복하고 건강하게 해주세요"라고 소원을 빌곤 합니다. 분명 예전보다 풍요롭게 잘 먹고 잘사는 지금이지만 암이나 만성질환 등으로 아픈 사람과 우울감, 불행감으로 스스로 삶을 포기하는 안타까운 이들이 더 늘어나고 있는 현실입니다.

건강 염려증, 불안증으로 끊임없는 자기관리와 자기계발 스트레스에 시달리는 현상이 젊은 2030세대에서도 쉽게 찾아볼 수 있습니다. 우리는 건강하기 위해 특별한 것들을 먹어야 하고 매일 운동을 해서 노화를 늦추는 것이 최고의 방법처럼 강박과 집착을 불러오는 시대에 살고 있습니다.

저는 오랜 시간 건강 상담과 임상 경험을 통해서 몸의 건강뿐 아니라 삶을 어떻게 대하고 바라볼지에 대해서 많은 분들과 이야기를 나

뉘왔습니다. 이 책은 현재의 불안하고 두려운 내 마음을 알아차리고 궁극적으로 진정한 건강과 행복의 의미를 깨닫는 데 도움을 드리고자 제가 출간한 책들 중에서 여러분께 꼭 전달하고 싶은 문장들을 뽑아 필사할 수 있게 구성했습니다.

꼭 알아야 할 건강 상식부터 괴로운 마음을 다스리는 법까지, 건강한 몸과 마음의 평화를 얻을 수 있는 100일 도전의 기록장입니다. 동시에 따뜻한 그림들을 보면서 잠시나마 평온함을 얻는 시간이 되시길 바랍니다.

100일간의 필사와 실천으로 알아차리기와 깨달음을 얻고, 더 나아가 천일이라는 시간 동안 온전한 습관을 통해 완전한 치유와 회복을 얻으리라 생각합니다.

당신은 지금 이 순간 세상에서 가장 행복할 권리가 있는
소중한 존재라는 사실을
항상 기억하셨으면 좋겠습니다. 어떠한 경우에도
포기하지 않으시길 응원합니다.

오늘도 강박과 집착에서 벗어나고자 여러분과 함께 수행하는

조 승 우 드림

To _____ 님

오늘도 하루를 잘 살아낸

나에게 감사합니다.

마음의 괴로움 없이 사는

나는 지금 건강합니다!

Date _____

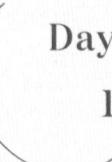

질병은 내 몸이 주는 경고신호를
계속 무시했을 때 찾아온다.
독소 청소를 잘할 때 질병을 예방할 수 있다.

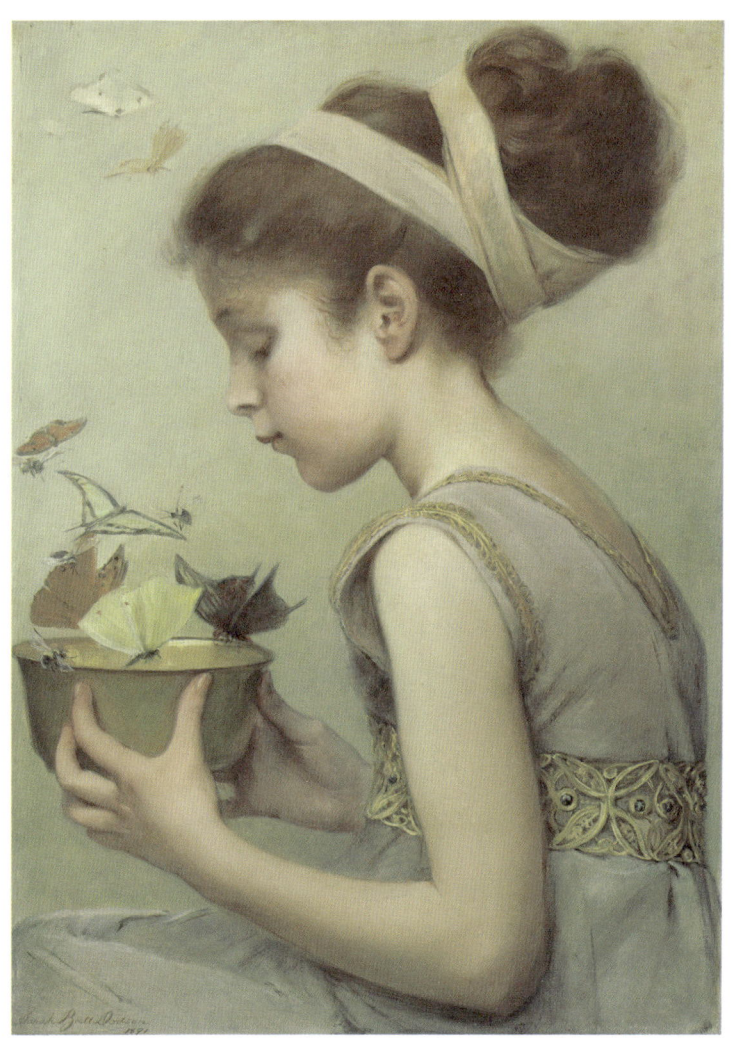

세라 팩스턴 볼 도슨, 나비
Sarah Paxton Ball Dodson, Butterflies

Day 2

건강 자산을 쌓기 위해
해야 할 일은 명확하고 단순하다.
죽은 음식에 돈을 쓰지 않고,
살아있는 음식을 먹는 것.
이 원칙만 반드시 지키면 된다.
내가 오늘 무엇을 어떻게 먹었는지가 쌓여
반드시 다음 세대에 나타난다.
건강검진 같은 것으로는
절대 질병을 예방하거나 치유할 수 없다.

Day 3

모든 진실은 단순하다.
잘 쉬고, 잘 먹고, 잘 배출하고, 잘 자는 것이
인생에서 가장 중요하다는 사실뿐이다.
돈, 명예, 권력, 사회적 지위에
사로잡혀 살기에는 우리의 삶이 너무나 짧다.

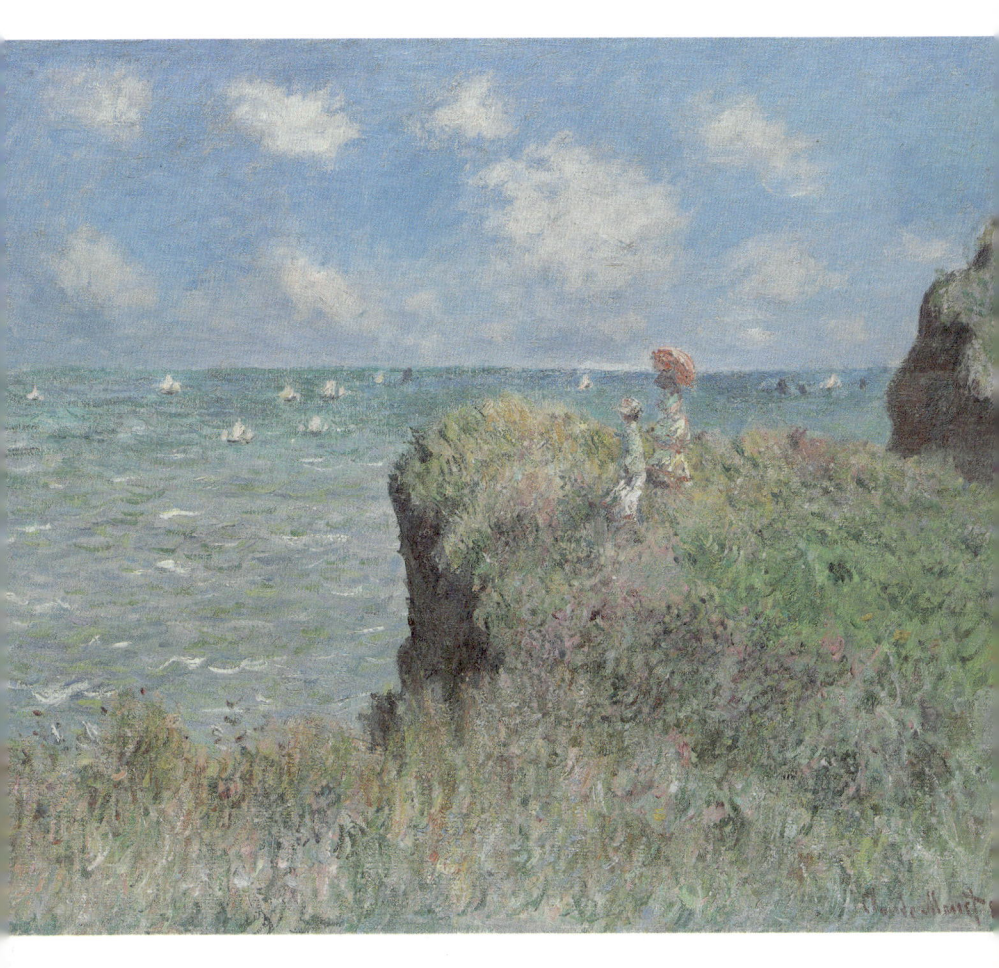

클로드 모네, 푸르빌 절벽에서
Claude Monet, Cliff Walk at Pourville

Day 4

인간은 본래 120세까지 질병 없이
살 수 있도록 설계되어 있다.
영양분의 과잉 섭취로 독소가 몸에 쌓이면서
각종 질병으로 일찍 죽는 것이다.
건강한 사람 몸에서도 암세포는
하루에 수천 개씩 생겼다 사라졌다를 반복한다.
자연사한 몸에서 암세포와 혈관질환이 나오는 것은
자연의 섭리다.
현재의 치료 방법으로는
암이나 심장질환을 완치도 예방할 수도 없다.
잘못된 음식 습관은 그대로 두기 때문이다.
채소·과일식으로 독소를 배출하고
좋은 에너지를 만들어주는 것이 중요하다.

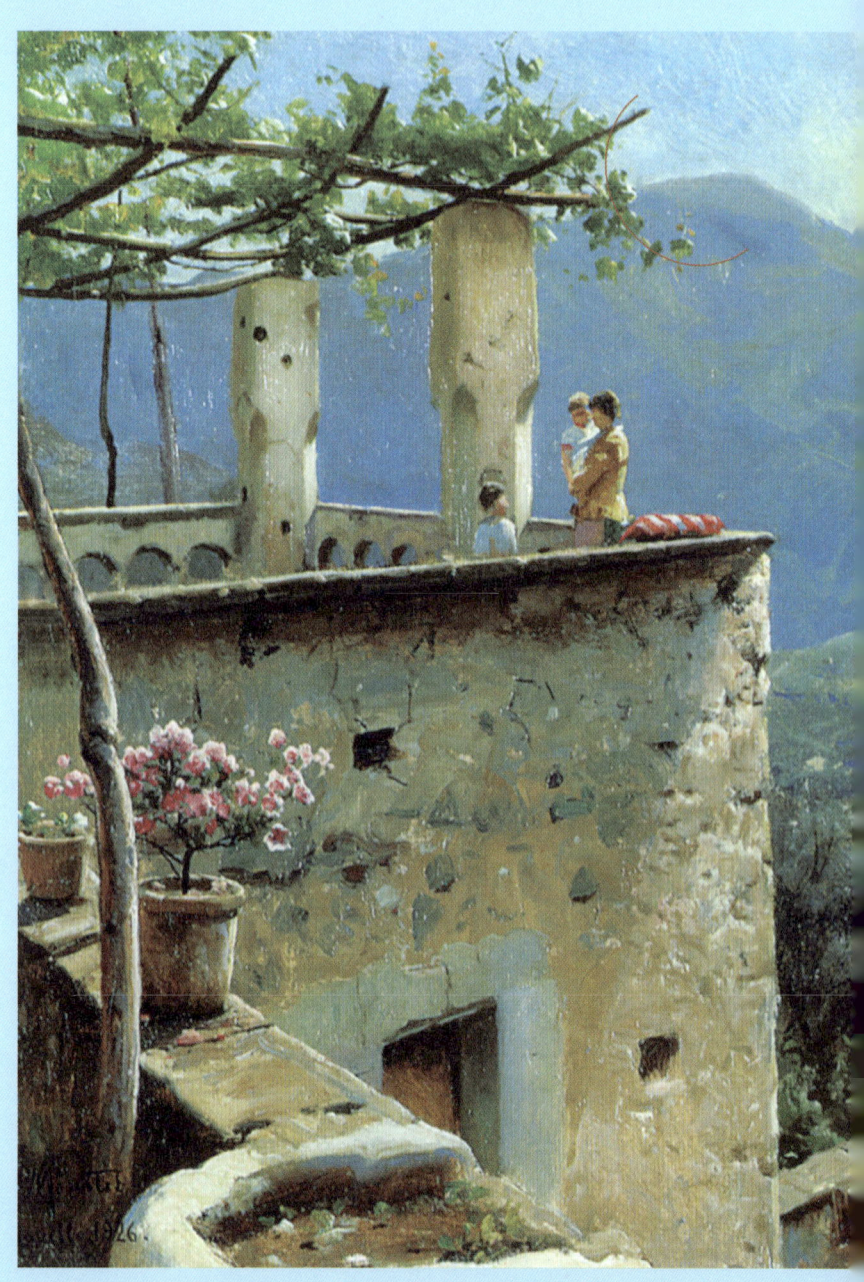

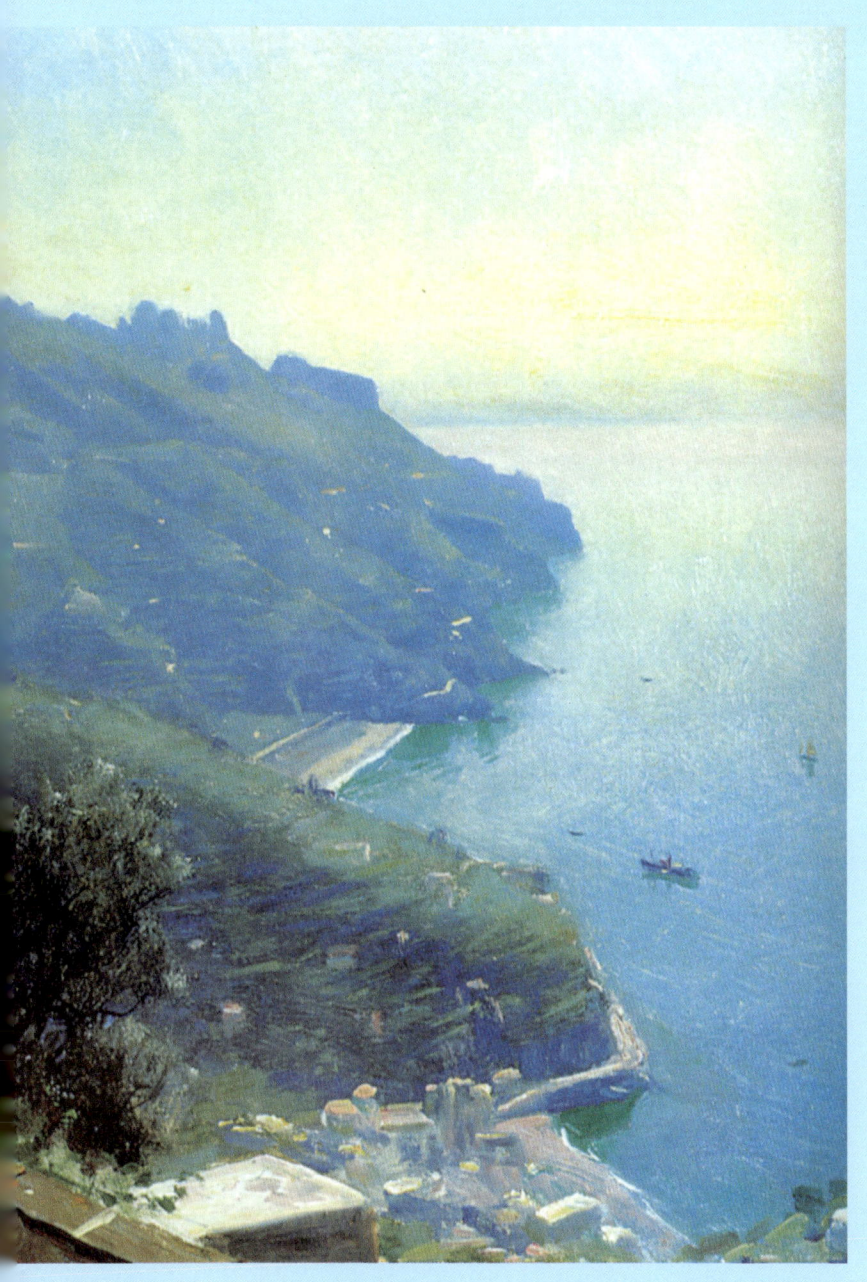

페데르 모크 몬스테드, 라벨로 해안
Peder Mork Monsted, The Ravello Coastline

Day 5

"지금의 당신은 당신이 먹은 것의
결과물이다 You are What You Eat." 라는
서양 격언이 있다.

인간의 몸은 아주 복잡한 것 같지만
아주 단순한 원리로 작동한다.
생각이 바뀌지 않으면 아무리 살을 빼도 다시 찌고,
아무리 수술을 해도 질병은 돌아온다.

Day 6

자고 일어나서 가장 먼저 물을 마시자.
인간의 몸은 70퍼센트가 수분으로 이루어져 있다.
신생아 때는 그 비율이 90퍼센트에 달한다.
노화의 정도를 몸 안의 수분 비율로 따져도 될 만큼
인간의 몸에서 중요한 건 근육도,
단백질도 아닌 몸 안의 수분이다.

물이 가진 효능은 생각보다 훨씬 크다.
초등학생들에게 하루에 물 5잔,
즉 1리터 정도를 마시게 해보니
비염, 아토피 등 각종 건강 지표가 좋아졌다는
연구 결과도 있다.

Day 7

어느 날 받아든 검진 결과가 나쁘더라도
실망하거나 불안해하지 마라. 절대 늦지 않았다.
몸에 쌓인 독소를 완전히 배출해주면
우리 몸은 반드시 자가 치유를 해낸다.

....

....

....

....

....

....

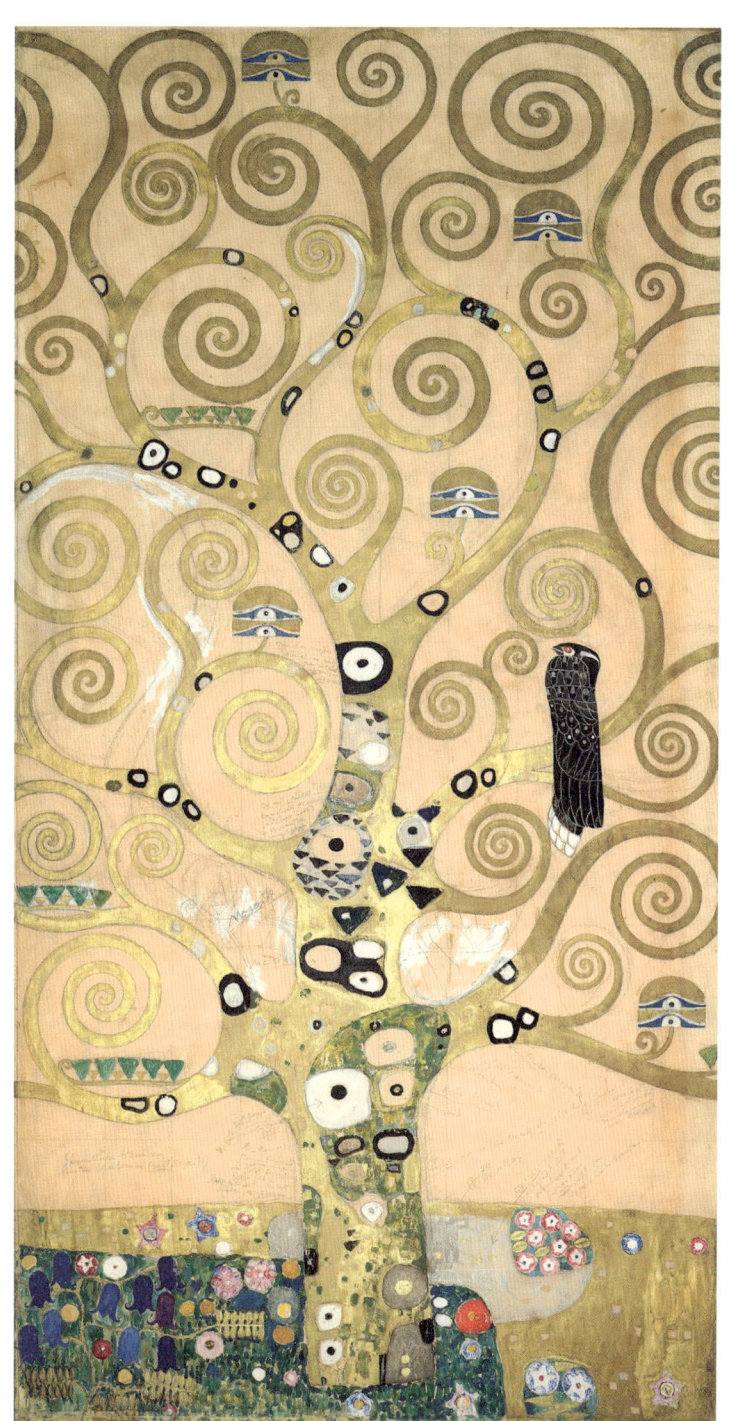

구스타프 클림트, 생명의 나무
Gustav Klimt, Lebensbaum

Day 8

독소 배출을 잘하기 위해서는
저녁 8시부터 음식 섭취를 하지 않고,
12시간 공복 상태를 유지해야 한다.

〈건강을 유지하는 생체리듬의 3대 주기〉

· 섭취주기(먹고 소화시킴): 낮 12시~저녁 8시

· 동화주기(흡수 및 사용): 저녁 8시~새벽 4시

· 배출주기(몸의 노폐물과 음식 찌꺼기의 제거): 새벽 4시~낮 12시

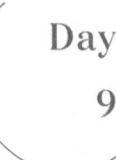

Day
9

지구의 구성 성분이 70퍼센트가 물이듯

인간의 몸도 수분으로 구성된 음식을 70퍼센트 먹어야 한다.

7 대 3의 법칙은 자연의 이치다.

완전 채식주의자가 아닌 한

현실적으로 채소·과일식과 통곡물을 70퍼센트,

가공식품을 포함한 일반식은 30퍼센트만 먹자.

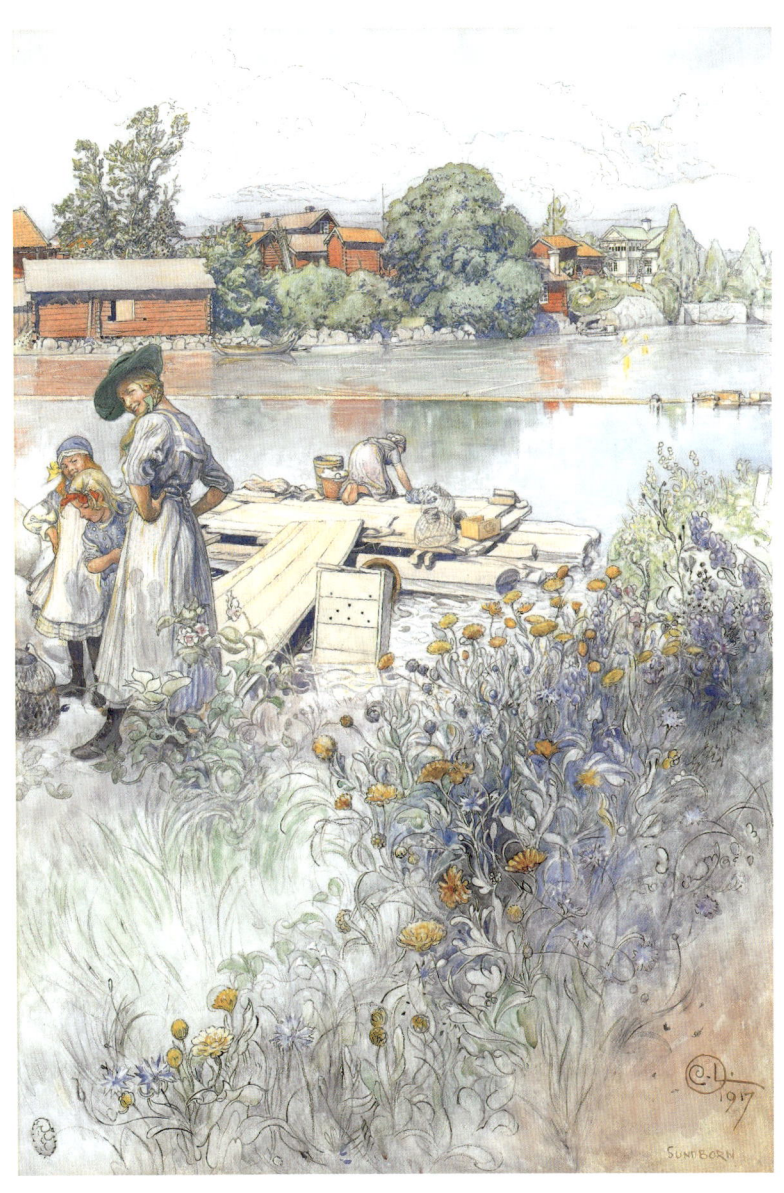

칼 라르손, 선드본 강가에서 빨래하는 소녀
Carl Larsson, Washing Jetty on Sundborn River

Day 10

새벽 4시~낮 12시까지는

우리 몸속의 노폐물과 음식 찌꺼기를 밖으로

배출하는 시간이다.

그래서 아침에 일어나면

눈곱이 끼고 소변이 마렵고 대변이 마려운 것이다.

이 시간에 음식이 들어오면 어떻게 될까?

강 하류로 쓰레기가 내려가는데

상류에서 다시 쓰레기를 쏟으면 어떻게 될까?

막힘 현상, 즉 변비다.

Day 11

행복은 멀리 있지 않다.
늘 비교하고 더 많은 것을 갖고 싶은 욕망에
휘둘리기 때문에
우리는 감사함을 자주 놓치며 산다.
자신에게 주어진 작고 사소한 것들에
감사할 수 있을 때 비로소 불안이 사라진다.

앙리 마티스, 금붕어와 조각상
Henri Matisse, Goldfish and Sculpture

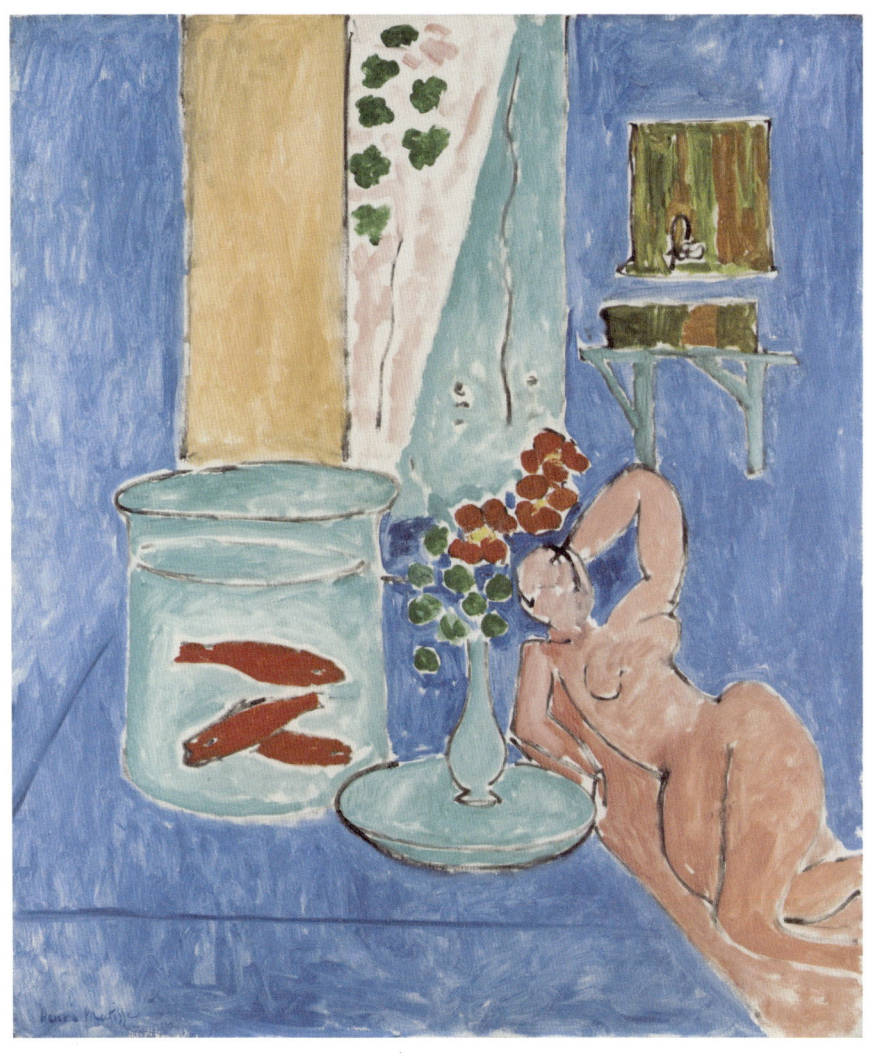

Day 12

쉽게 신경질이 나고 감정 기복이 심한 것은
마음의 문제를 떠나 끊임없이 몸에 들어오는
인공 화학물 때문이기도 하다.
우리가 가장 쉽게 놓치는 것이 술, 담배, 커피의 영향이다.
커피는 부신이라는 콩팥 위에 있는 장기를 직접적으로 자극해
스트레스 호르몬인 코르티솔을 분비하게 만든다.
인위적인 카페인과 여러 화학 작용으로 인해
부신은 지쳐가고 콩팥 기능도 떨어진다.
이유 없이 화가 계속 난다면 모든 인공 첨가물에서 벗어나
자연에서 오는 채소·과일식을 시작해보자.
2주만 해보면 몸과 마음 모두 긍정적인 변화를
느끼게 될 것이다.

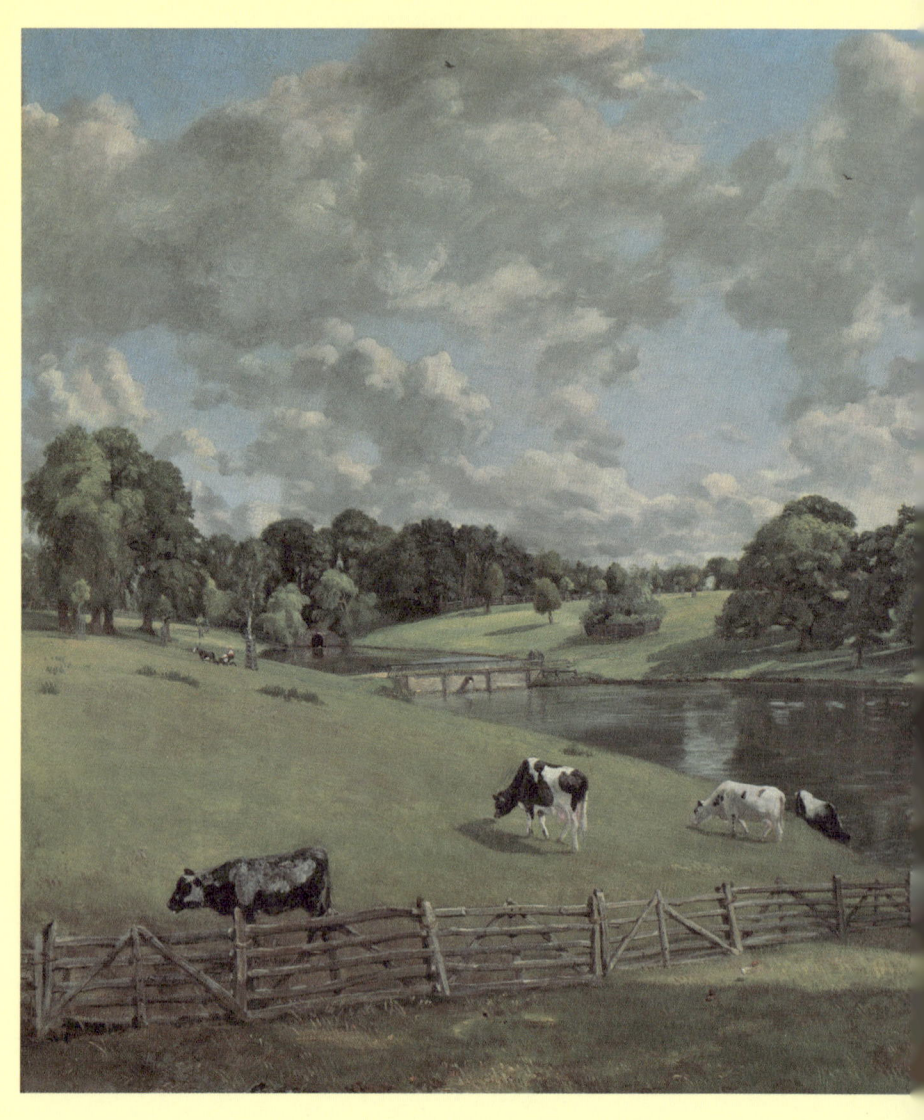

존 컨스터블, 에섹스 비벤호의 공원

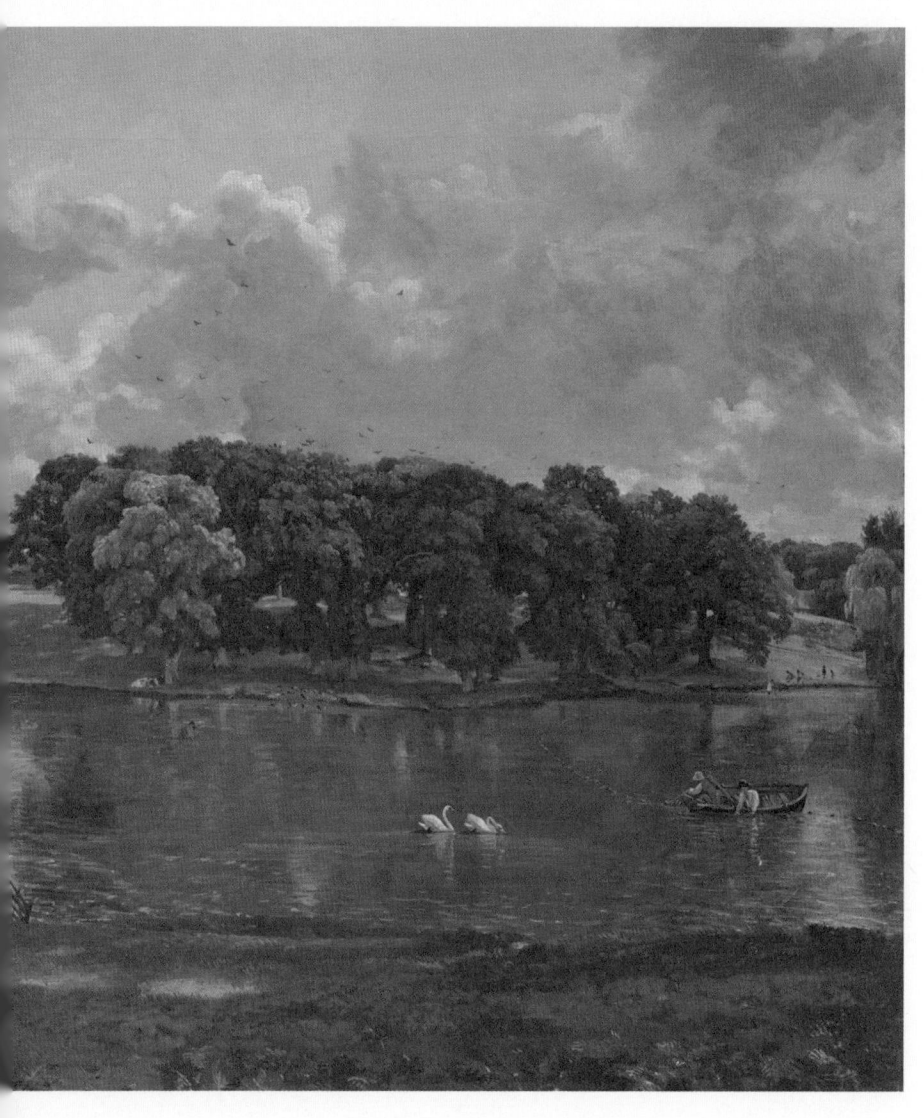

John Constable, *Wivenhoe Park, Essex*

Day
13

자신의 한계를 설정하지 마라.

부정적인 사고에서도 벗어나라.

자신의 몸과 마음에 대한 믿음이 필요하다.

반복되는 상황에 절망하지 않고

약을 안 먹어도 불안해하지 않는

용기와 믿음이 생기는 순간,

우리는 그 어떤 약물의 도움 없이

암도 이겨낼 수 있다.

Day 14

누가 뭐라 해도 당신은 행복하게 살 권리가 있다.
당신이 행복해지는 데는 어떤 이유도 필요하지 않다.
태어난 것 자체로 이미 행복할 권리가 있다.
당신이 웃으며 살지, 울며 살지는
오직 당신에게 달려 있다.

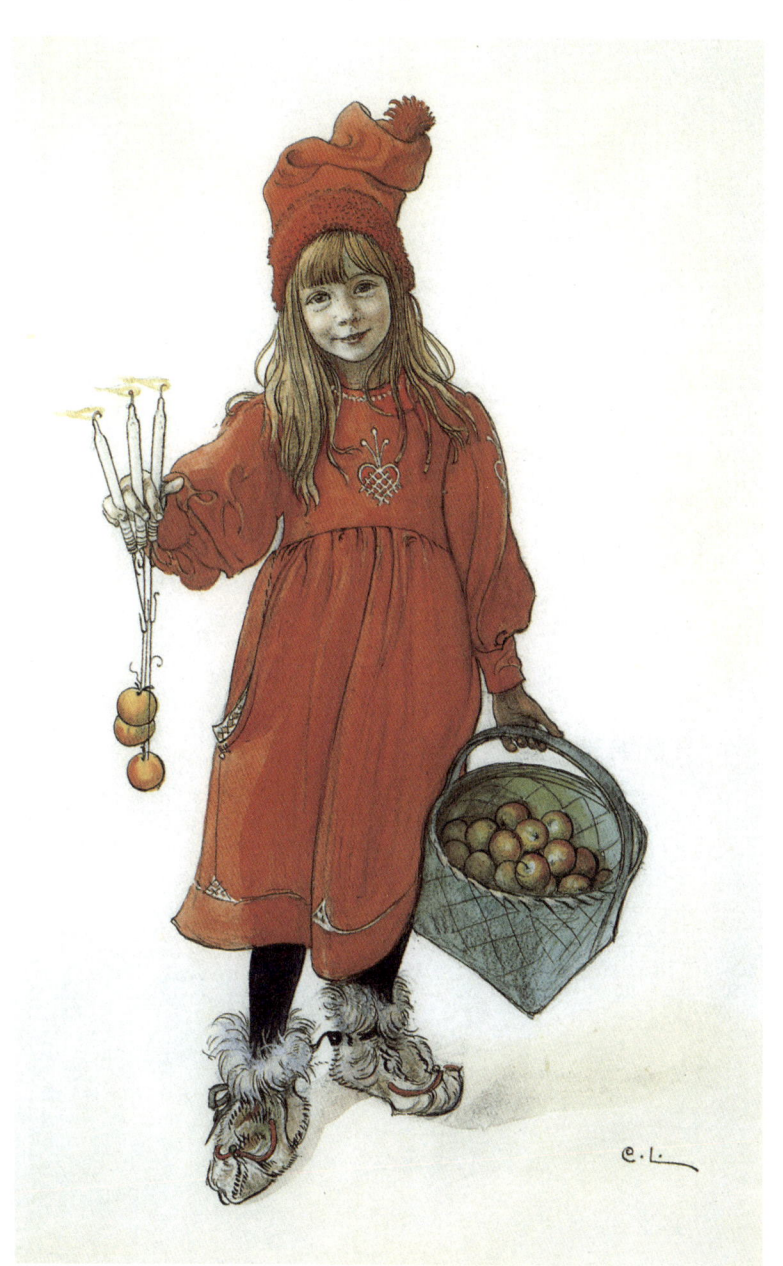

칼 라르손, 브리타와 이둔
Carl Larsson, Brita as Idun

Day 15

건강한 삶을 원한다면 병원을 찾아가는 것보다
몸에서 보내는 신호를
무시하지 않는 것이 먼저다.
몸이 이상 신호를 보내는 가장 첫 번째 증상이
피로와 피곤함이다.

몸에서 신호를 주면 알아차려야 한다.
그것을 무시한 채 다른 것에 집착하고 있는
내 마음을 알아차리는 연습을 계속해야 한다.

Day 16

당장 눈앞에 놓인 목표가

인생의 전부가 아님을 항상 기억하자.

짧은 인생이면서 동시에 한 번밖에 없는 인생이다.

결과에 집착하기 때문에

괴로움이 생긴다는 사실을 잊지 않고 선택할 때

어떠한 결과가 와도 크게 기뻐하거나 슬퍼하지 않으면서

그냥 덤덤히 살아갈 수 있다.

그렇게 마음 수행을 꾸준히 해갈 때

몸의 상태도 좋아진다.

....
....
....
....
....
....
....
....
....
....
....
....
....
....
....
....
....
....

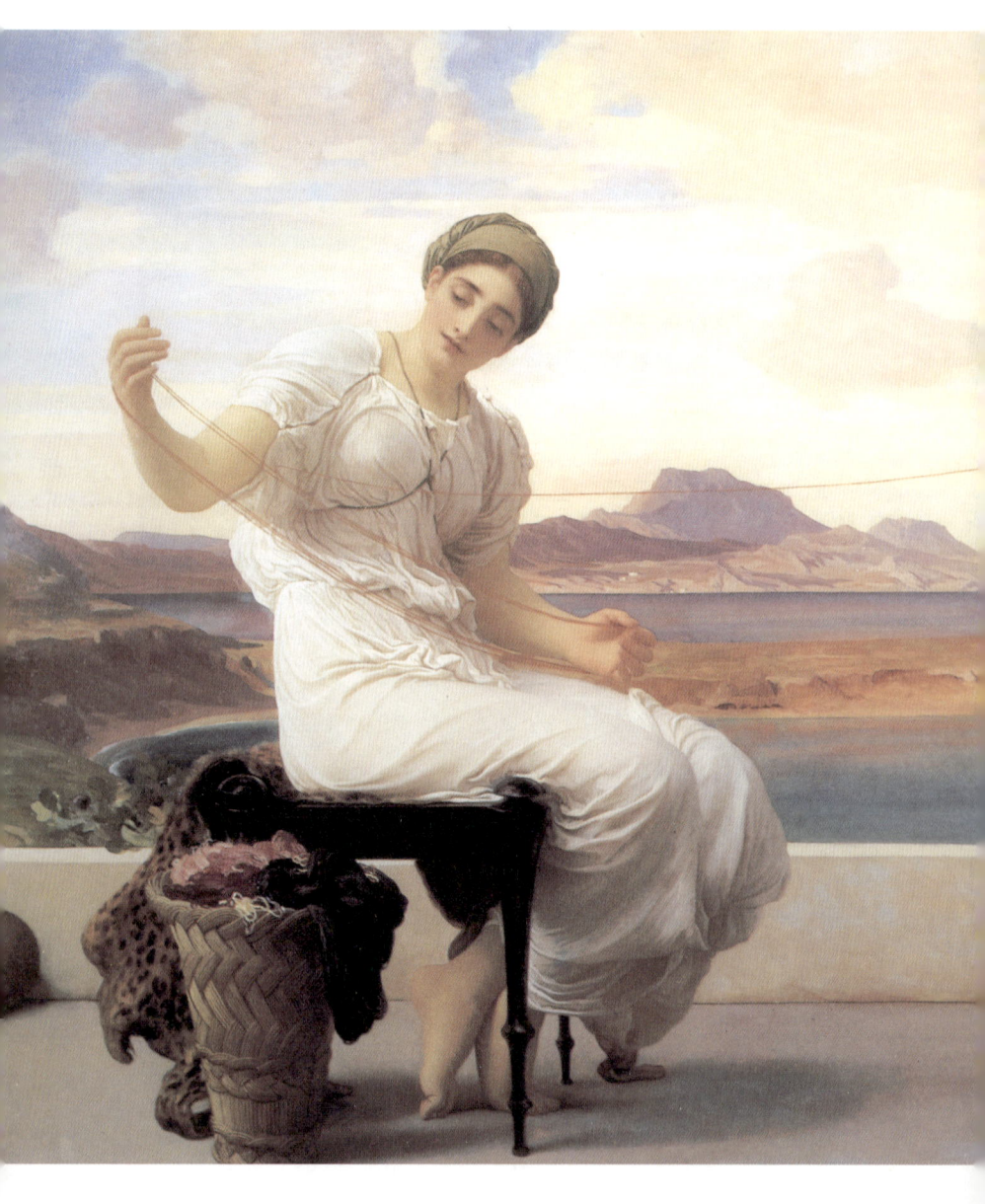

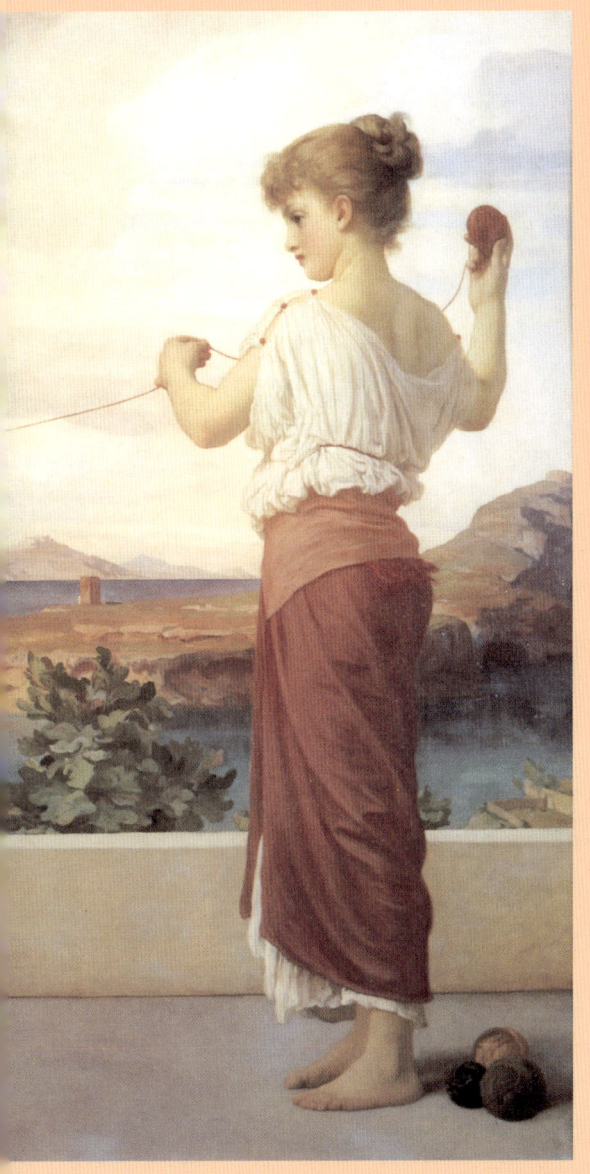

프레더릭 레이턴, 실타래 감기
Frederic Leighton, Winding the Skein

Day 17

식욕부진, 두통, 생리불순, 고열, 몸살, 피부 발진, 가려움 등의

증상은 모두 림프시스템에 독소가 가득 쌓여

청소하기가 어려우니 도와달라는 신호다.

임파선이 붓는 것도 같은 이유다.

이때 약은 독소 청소에 아무런 도움이 되지 않는다.

그저 신호 체계를 꺼버려 못 느끼게 할 뿐이다.

다행히 림프시스템은 포기하지 않고

시간이 걸려도 혼자서 일을 한다.

약으로 회복하는 게 아니다.

림프시스템이 완전히 멈출 때

암세포가 온몸으로 전이된다.

Day 18

비만은 단순히 체중이 늘어난 것이 아니라
몸이 경고를 주는 이상 신호다.
몸에 쌓인 독소가 뇌와 심장으로 가는 것을 막고자
지방으로 축적되는 작용이다.
독소가 많아질수록 살이 찌고 아프게 된다.

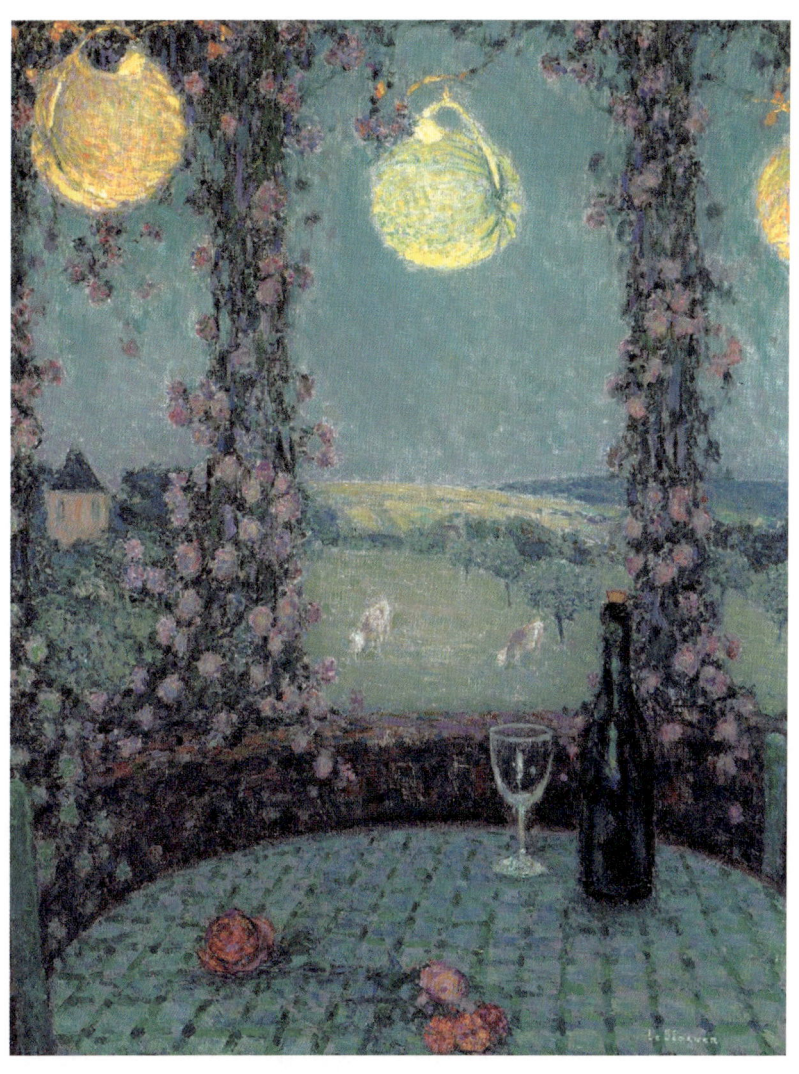

앙리 르 시다네르, 제르베로아의 작은 정자
Henri Le Sidaner, La Gloriette, Gerberoy

Day 19

'과일주스는 혈당을 높인다'는 말에 현혹되지 마라.
시중에서 파는 과일주스(설탕 및 각종 화학물질이 첨가된)는
당연히 혈당을 올린다.
무공해니 유기농이라는 말에도 현혹되지 마라.
살균과 멸균을 거치는 순간,
더 이상 살아있는 음식이 아니다.

사과, 당근, 양배추를 착즙하거나 갈아서 마셔라.
무첨가주스는 불과 5분 만에 소화를 완성한다.
무첨가주스는 혈당 피크를 가져오지 않는다.

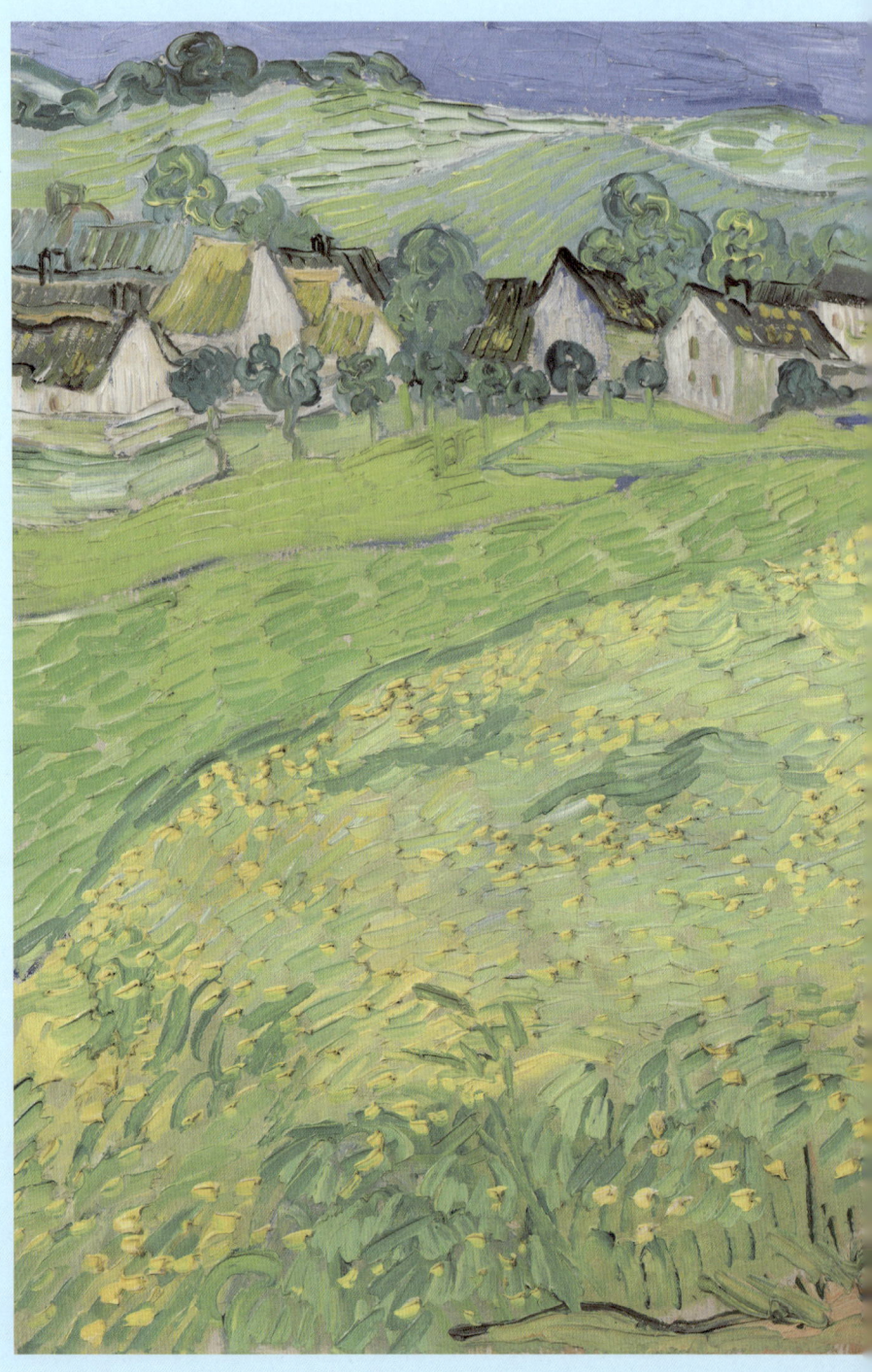

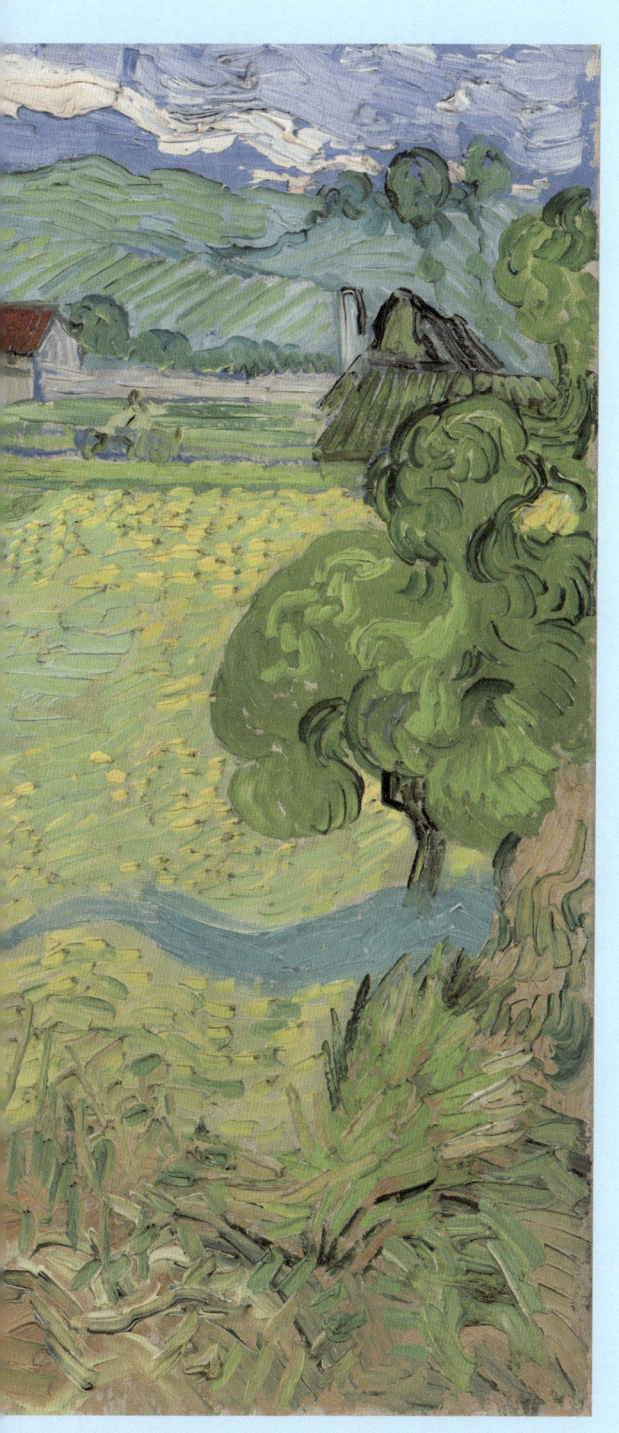

빈센트 반 고흐, 오베르의 레 베스노 마을
Vincent van Gogh, *Les Vessenots in Auvers*

Day 20

똑같은 일이 벌어져도

누군가는 그 상황을 빨리 받아들이고

앞으로의 삶을 웃으며 살아가기로 결정하지만,

누군가는 계속 슬퍼하고 원망하고 화내며 살아간다.

결국 긍정으로 나를 채울 것인지,

부정적인 기운으로 나를 채울 것인지는

내 마음 스스로 선택할 수 있다.

세상을 살면서 일어나는 일들에

일희일비하며 심각하게 살 필요가 없다.

Day 21

회사에서 실적 압박을 하든

당장 눈앞에 보이는 일을 해결해야 하든

지금 아니면 안 될 것 같지만

실제 시간이 지나고 나면 모든 것이 별일이 아니다.

미친 듯이 서로를 죽일 것처럼 부부싸움을 하지만

지나고 보면 정말 아무 일도 아닌

사소한 일들로 싸우는 경우가 많다.

그저 내 마음이 쫓기고

여유가 없어 생긴 결과일 뿐이다.

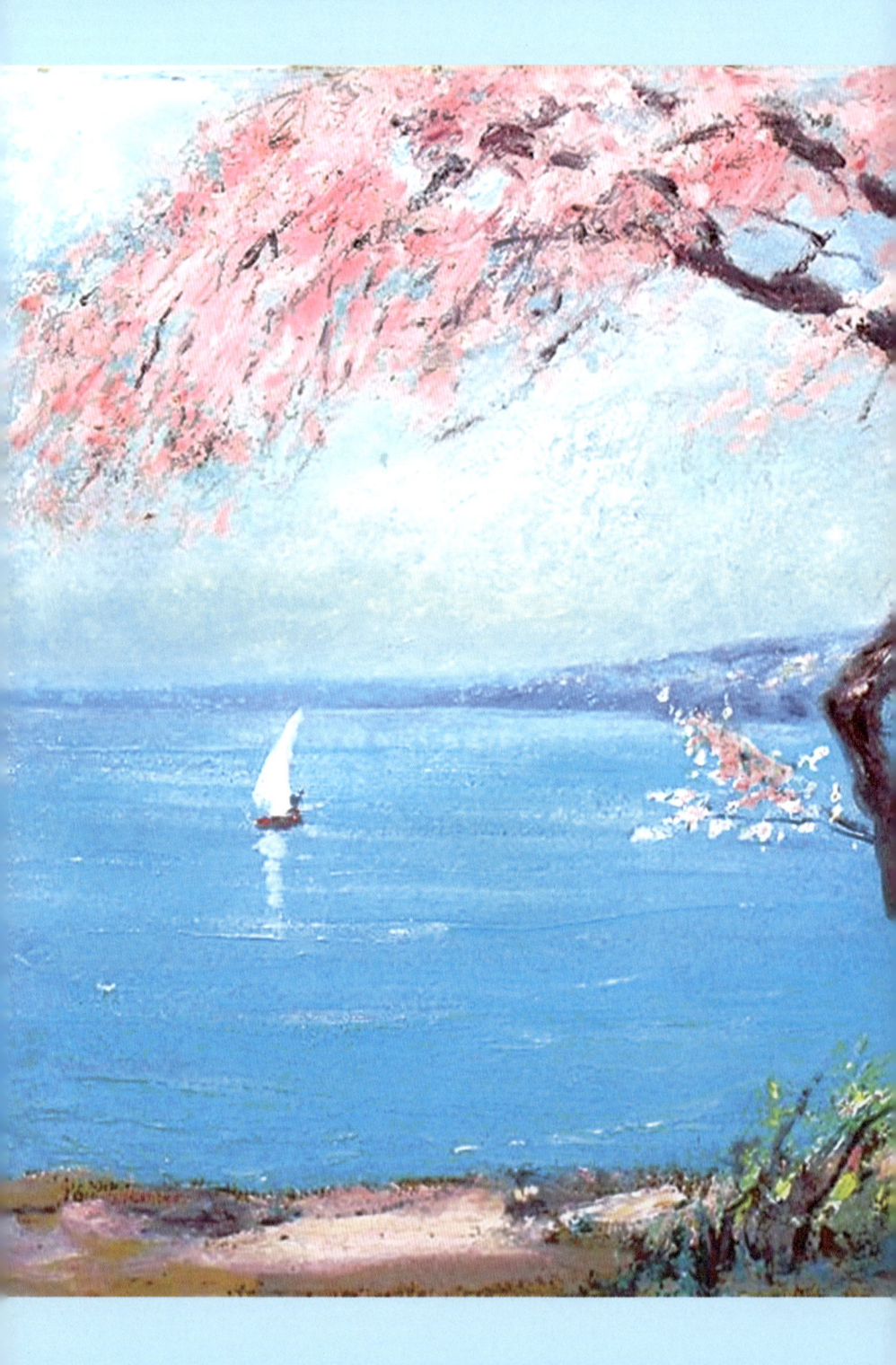

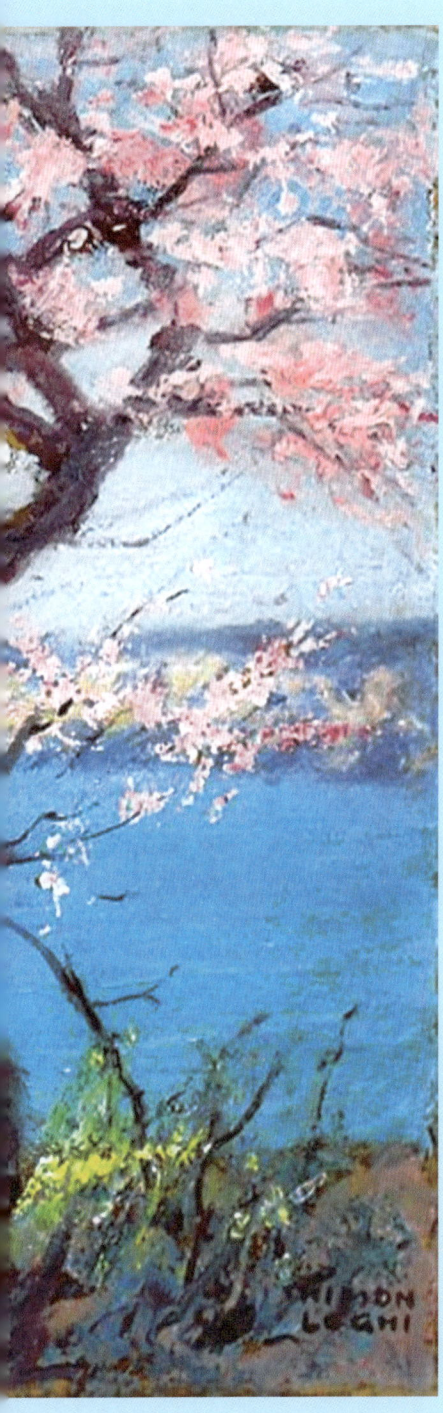

키몬 로기, 비아리츠 해변
Kimon Loghi, Biarritz Beach

Day 22

본래 선한 사람도, 악한 사람도 없다.
알아차리고 변화하려고
노력하느냐 아니냐에 따라
지금 내 모습이 있는 것뿐이다.
나는 어떤 사람이라는 틀에 자신을 가두지 말고
얼굴에 미소를 띄워보자.

메리 카사트, 해변에서 노는 아이들
Mary Cassatt, Children Playing On the Beach

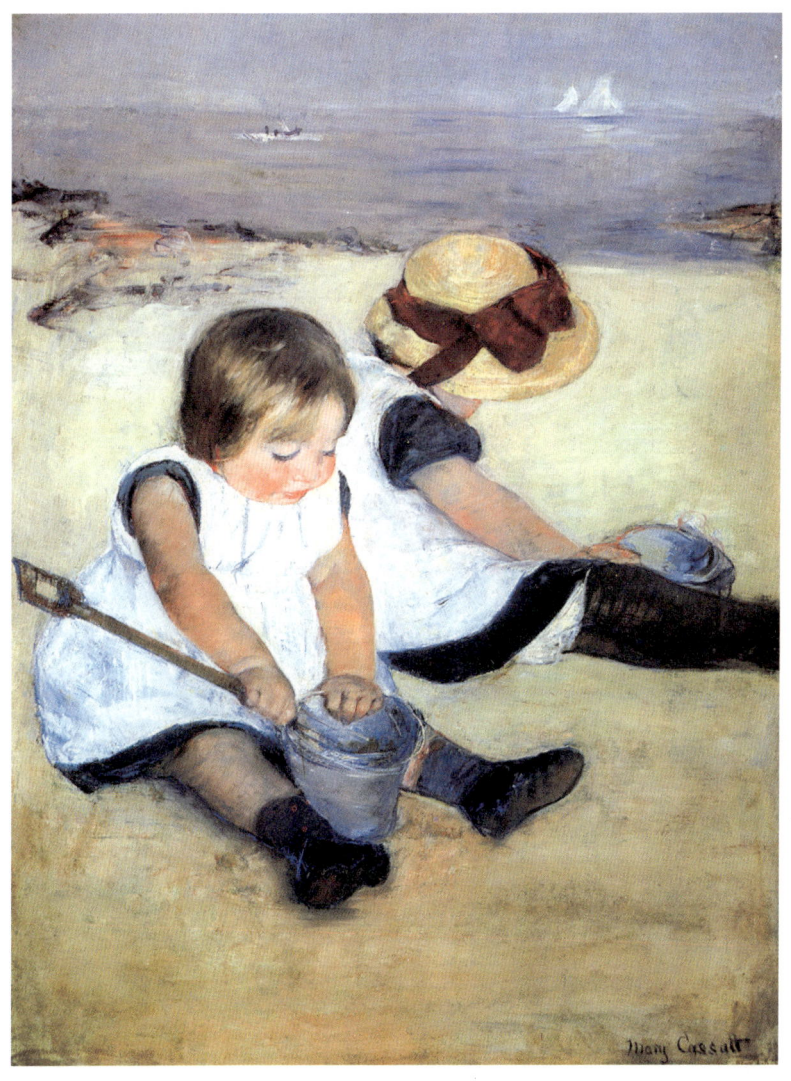

Day 23

소비를 줄이고 강박과 집착에서 벗어나면

몸도 마음도 모두 건강해진다.

이러한 수행 과정에는

최소 3년, 1,000일이라는 시간이 필요하다.

그 시간 동안 어떠한 이유로든

죽지 않고 살아있는 것만으로도

이미 성공한 삶이다.

설사 실패하더라도

다시 또 3년을 목표로 시작하면 된다.

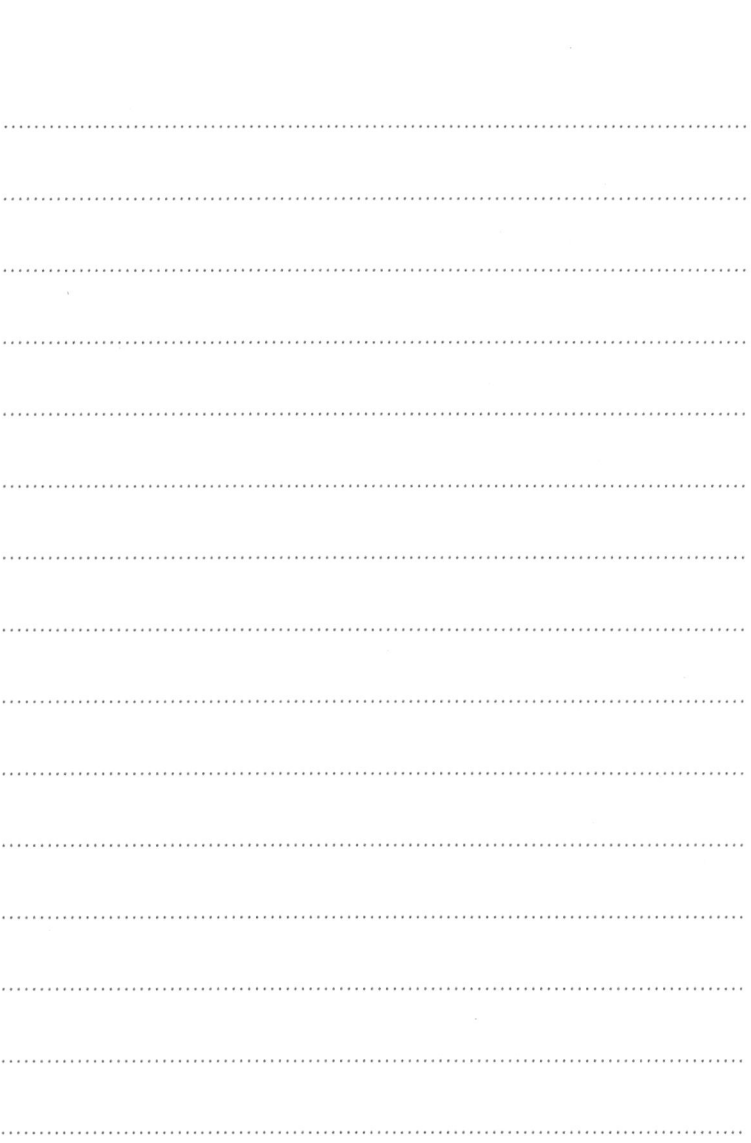

Day 24

몸이 아파도

마음의 괴로움이 없으면

건강한 삶이다.

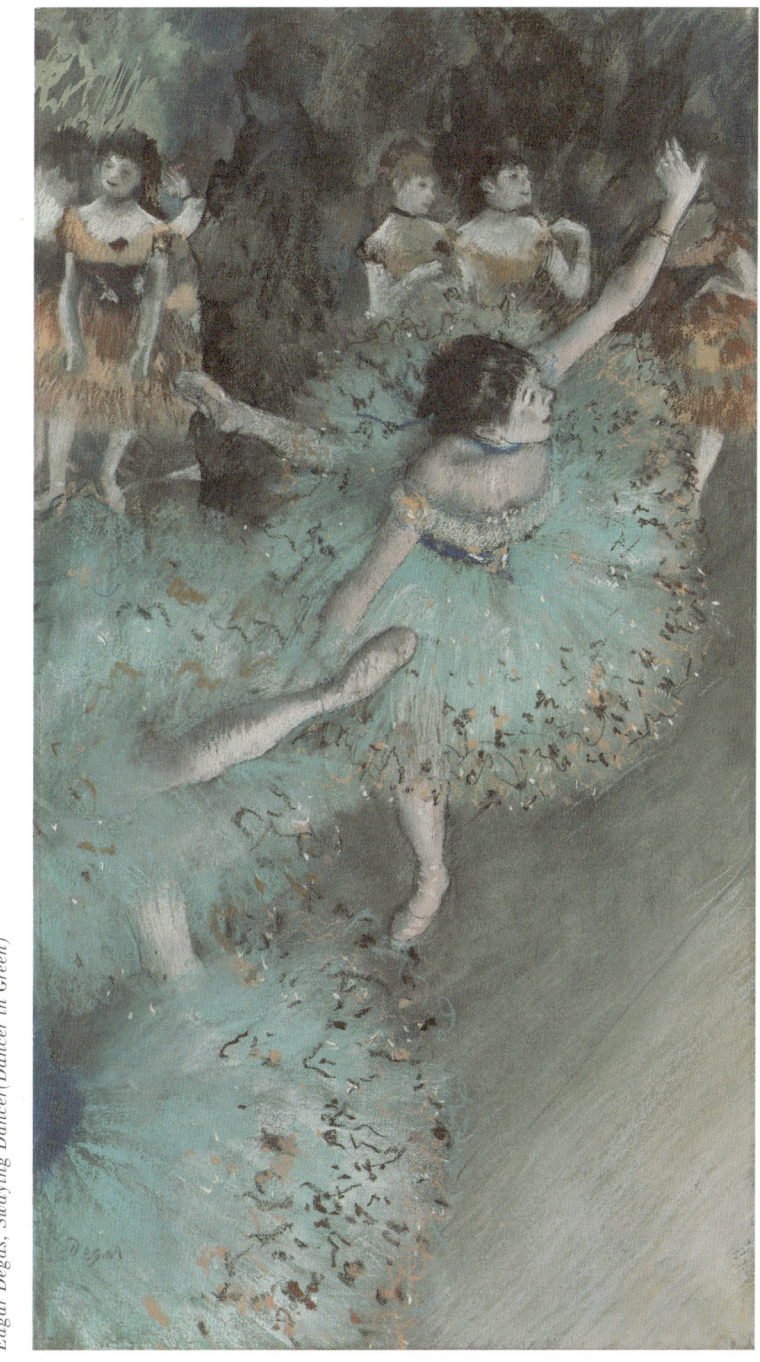

에드가 드가, 흔들리는 댄서(초록색 댄서)
Edgar Degas, Swaying Dancer(Dancer in Green)

Day 25

머리부터 발끝까지

완벽하게 통증 하나 없이 지내기를

바라기 때문에 더욱 불안해진다.

마음과 몸의 변화에 대해

너무 많은 신경을 쓰지 않고 지낼 수 있을 때

비로소 평온한 삶을 살 수 있다.

숫자에서 벗어나라.

성적, 연봉, 집 평수, 친구의 수,

각종 건강검진 수치에 갇혀서 살기에는

우리 인생이 너무나 소중하다.

Day
26

오래 앉아 있으면
심장으로 돌아오는 혈액이 감소하면서
하체 부종이 생긴다.
서서 발뒤꿈치를 들었다 올렸다 하는 것이 건강에 좋다.
잠시 햇볕을 쬐거나 밤하늘의 별을 바라보는 것만으로도
우리 몸은 회복된다.

....
....
....
....
....
....

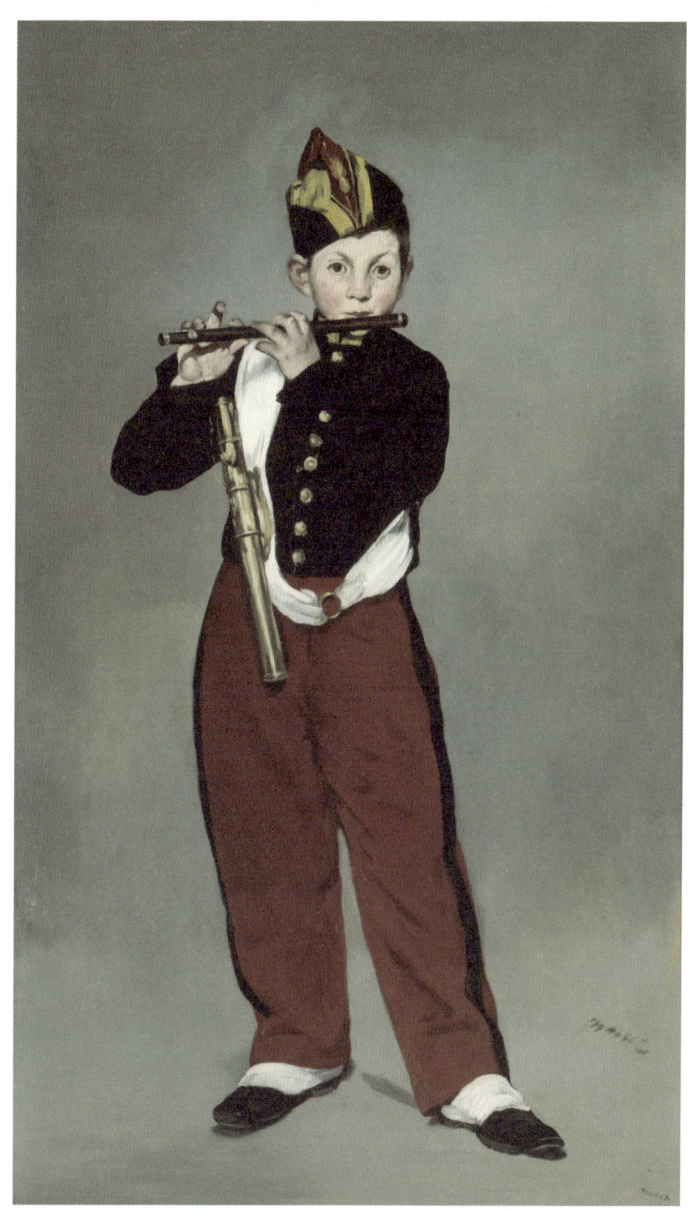

에두아르 마네, 피리 부는 소년
Édouard Manet, Le Fifre

Day 27

행복 호르몬이라 불리는

세로토닌, 엔도르핀, 도파민은 즐거울 때 생성된다.

일부러라도 웃으면 항암 효과가 있다.

행복 호르몬인 세로토닌은

뇌뿐만 아니라 장에서도 만들어진다.

장내 세로토닌이 많이 분비되면 건강도 좋아진다.

만성적인 소화불량과

설사, 변비, 장염으로 고생하는 경우에는

웃을 일이 별로 없어진다.

호르몬 분비도 낮아진다.

채소·과일식을 선택할 때 즐거운 마음으로 하자.

훨씬 큰 효과로 나타난다.

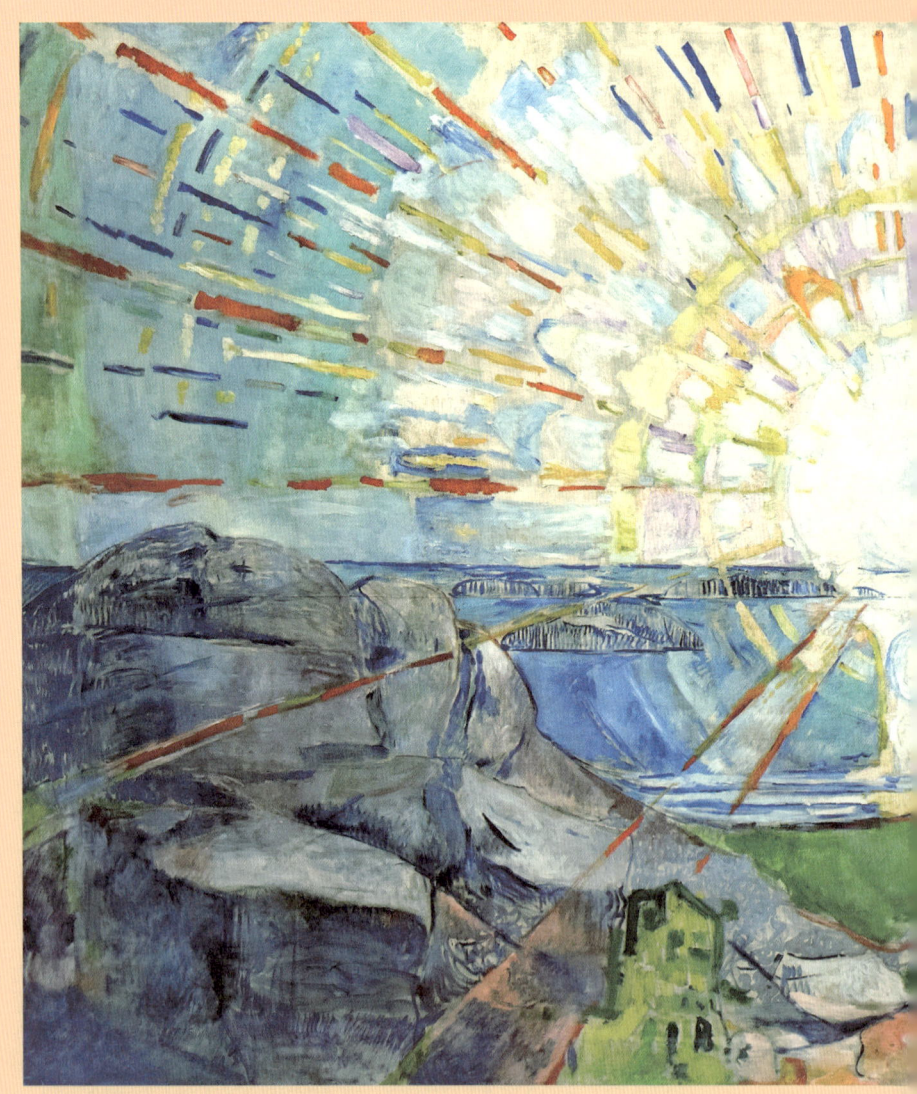

에드바르트 뭉크, 태양
Edvard Munch, The SUN

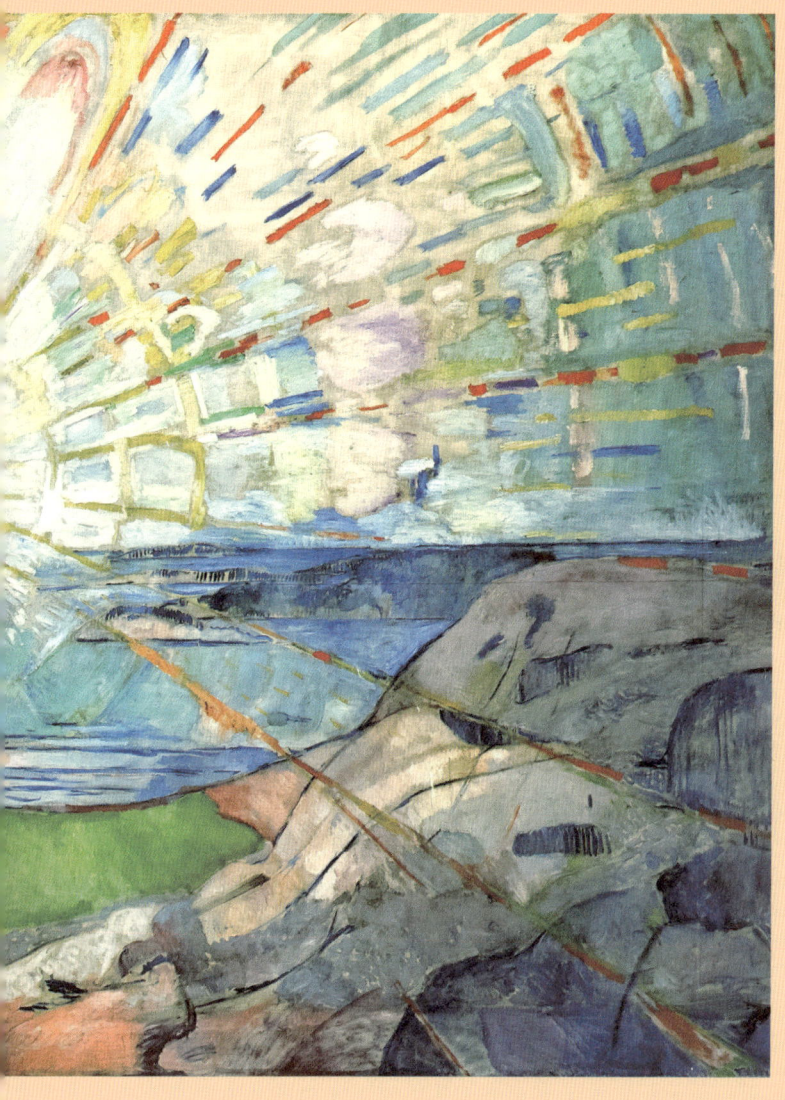

Day
28

통증은 혈액순환과 함께
기혈의 흐름,
즉 에너지의 순환이 막혔을 때 오는
몸의 신호다.
차가운 기운이 스며들면
혈관이 수축되고 해당 부위는
점점 냉해지면서 통증을 유발한다.
몸을 따뜻하게만 해줘도 건강을 회복한다.
물리치료를 받으러 가면
항상 온찜질을 먼저 해주는 이유다.

Day 29

한의학에 식약동원食藥同源이라는 말이 있다.

"음식이 곧 약이며

음식으로 고치지 못하는 병은

어떠한 약으로도 고칠 수 없다"는 뜻이다.

우리 인간의 몸은

생명이 위독한 부상이나 감염 등 응급 상황을 제외하면

깨끗한 음식만 공급해주어도

스스로 치료하는 자가 치유 능력이 있다.

그것이 바로 면역력이며,

이러한 면역력을 유지해주는

인체의 핵심이 림프시스템이다.

알프레드 스테방스, 거울을 보고 있는 소녀
Alfred Stevens, Girl Looking in the Mirror

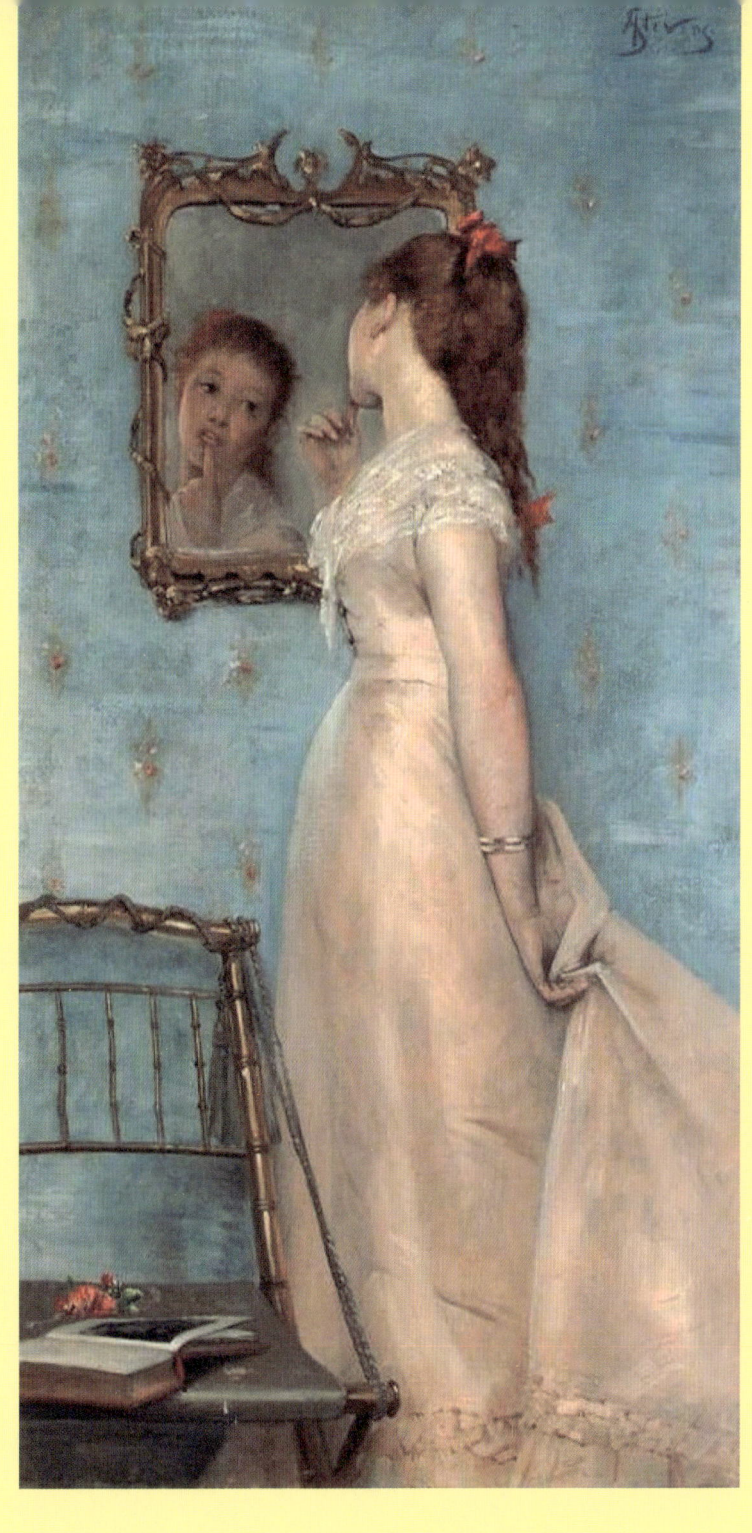

Day 30

림프시스템은
스스로 정화하고 치유하는 기능이 있다.
지금 우리는 안 먹어도 될 것,
먹지 말아야 할 것을 먹어서
아픈 것이라는 사실을 명심하자.

림프시스템의 역할을 하는
대표적 기관인 갑상선, 겨드랑이, 유방, 자궁 등에
생긴 혹은 일정 시간 독소를 완전 배출해주면
짧게는 2주 안에도 사라진다.

Day 31

고열은 독소가 너무 많이 쌓일 때
나타나는 가장 기본적인 방어작용이다.
체온을 높여 독소가 쉽게 배출되게 하는
최고의 치료법이다.
뇌 손상을 막기 위해 스스로 고열을 내는 것이다.

우리는 열이 조금만 나도,
통증이 조금만 있어도
진통제, 해열제, 소염제 등을 쉽게 먹는다.
결국 림프시스템의 기능이
더욱 약화되고 만다.

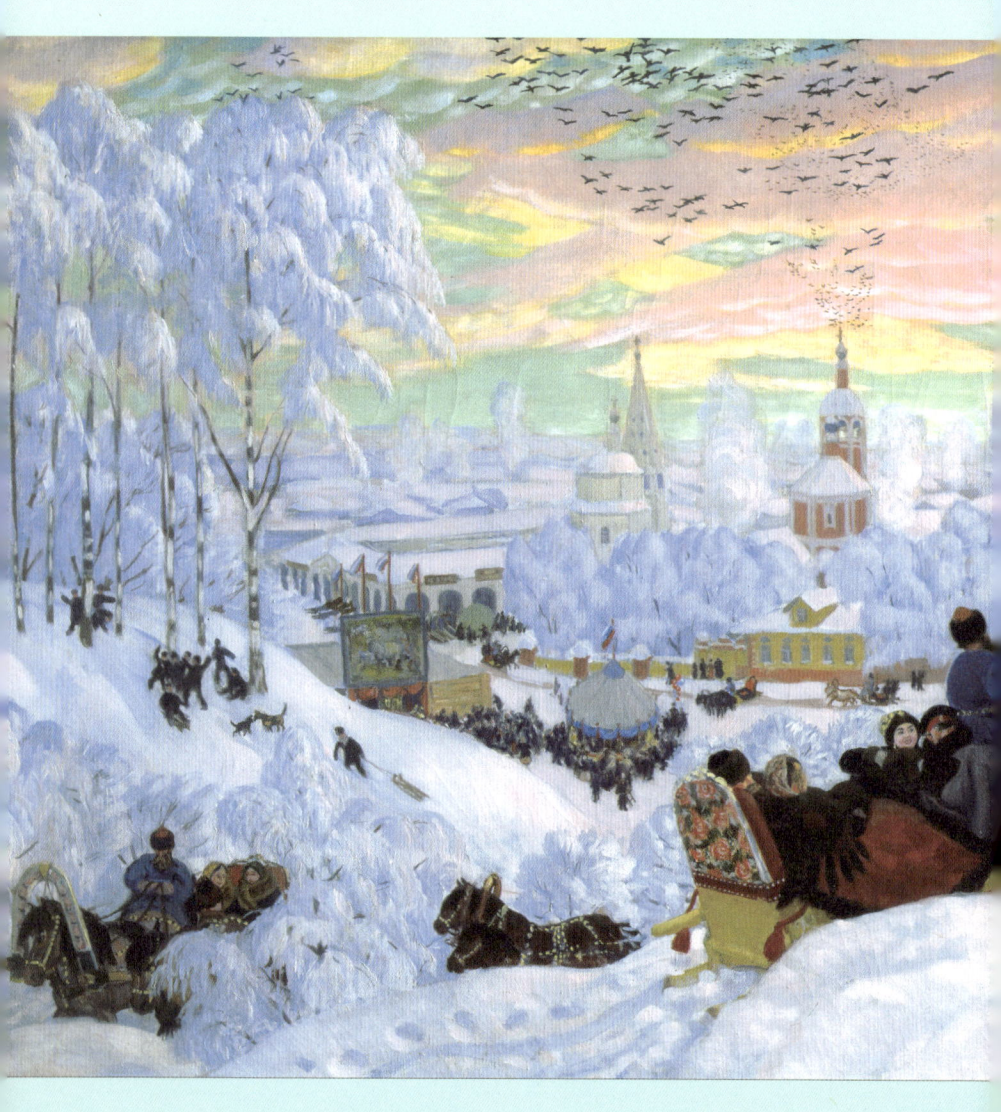

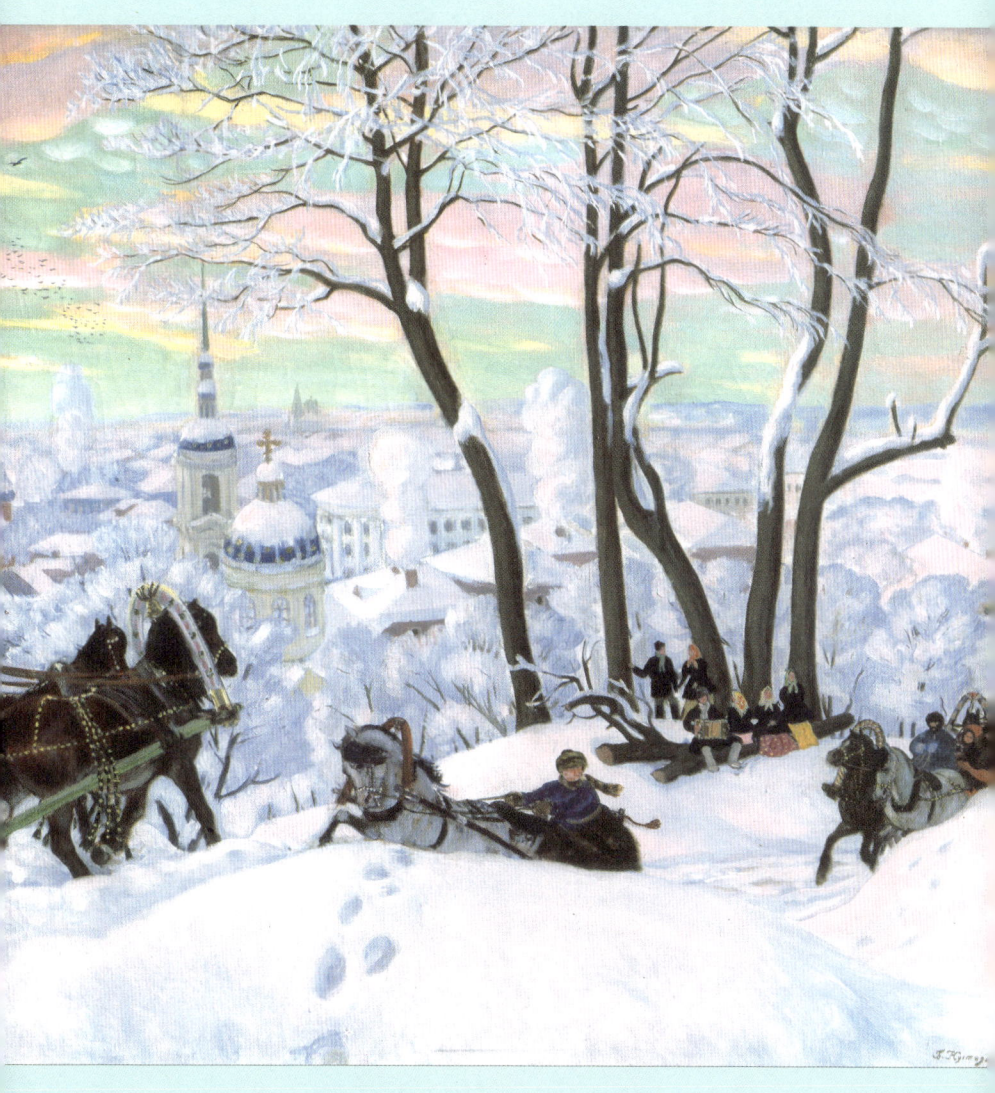

보리스 쿠스토디예프, 러시아: 마슬레니짜 축제
Boris Kustodiev, Russian: Maslenitsa

Day 32

체온이 1도만 떨어져도 면역력은 30퍼센트나 감소한다.
체온과 함께 몸이 일정한 상태를 유지하고자 하는 것이
약알칼리성이다.
몸이 조금만 산성화되면 만성 염증이 생겨나고
금방 사망에 이르게 된다.
우리 몸은 체온과 약알칼리성만 잘 유지하면
훨씬 건강할 수 있다.

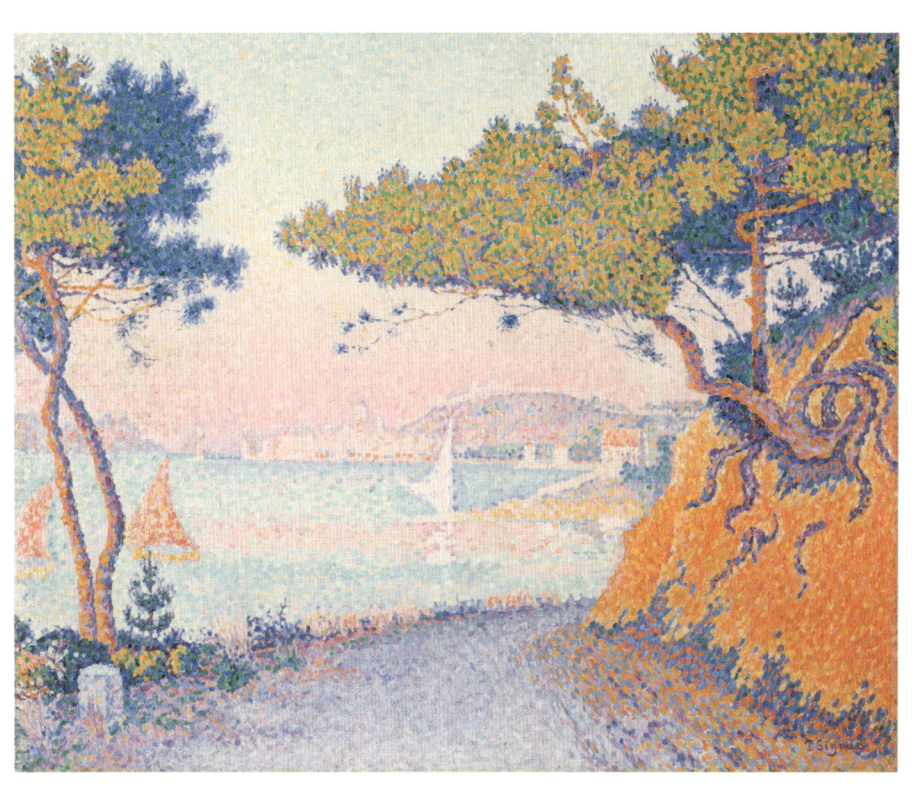

폴 시냐크, 골프 주앙

Paul Signac, Golfe Juan

Day 33

내 몸을 위해
하루 1시간 정도의 정성을 쏟을 수 있다면
까주스, 즉 CCA 주스가 가장 좋다.
CCA 주스는 당근carrot, 양배추cabbage, 사과apple의
영어 단어 첫 글자를 따서 만든 이름이다.
까먹지 말라고 '까주스'이다.

CCA 주스는
간과 콩팥의 해독 기능을 회복시켜,
위와 장의 기능을 되살리는 효과가 있다.
궁극적으로 림프시스템을 강화하여
면역력을 올려준다.

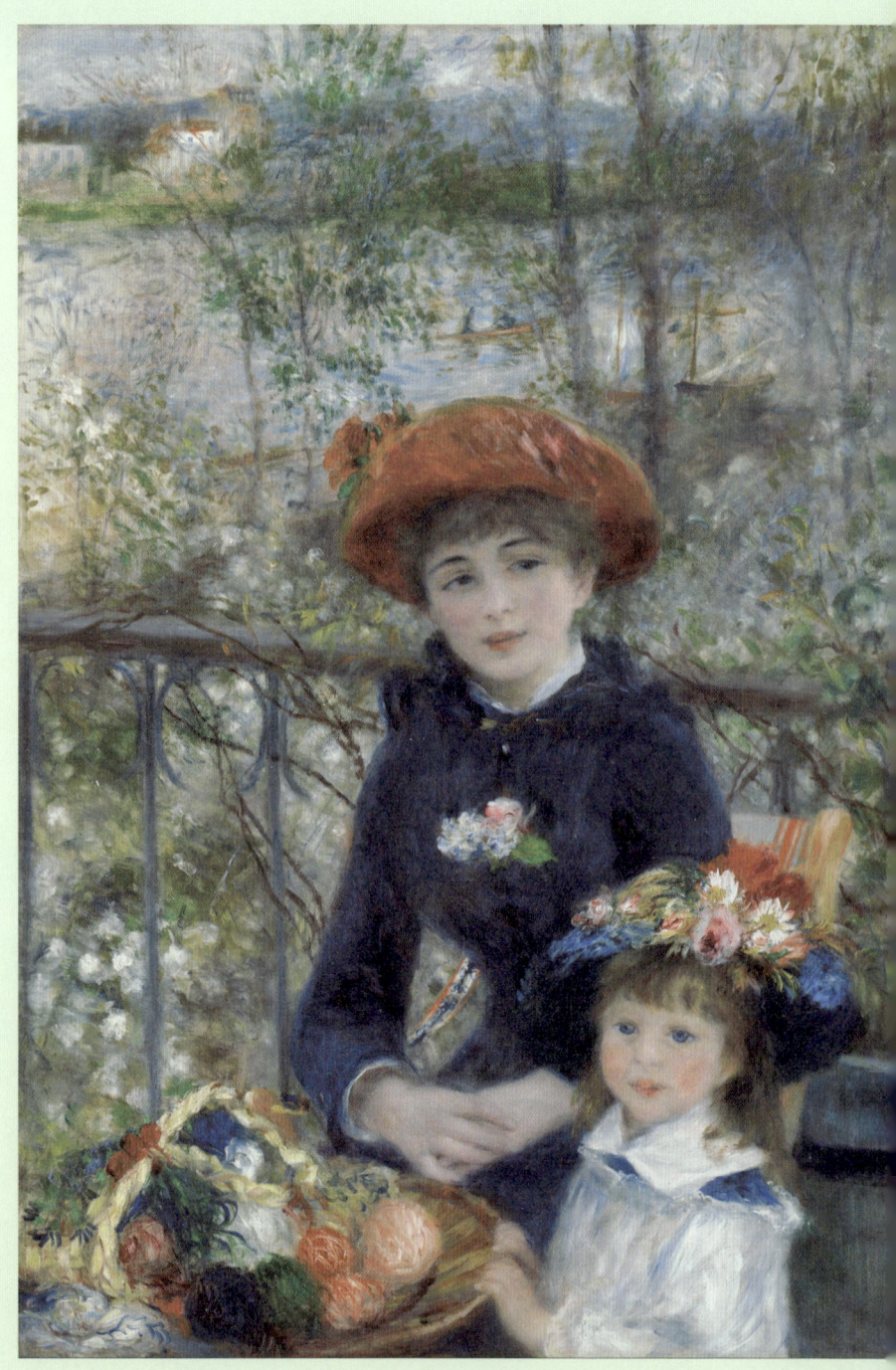

피에르 오귀스트 르누아르, 두 자매(테라스 위에서)
Pierre-August Renoir, Two Sisters on the Terrace

Day 34

채소, 과일을 통해서만
비타민, 무기질, 미네랄을 섭취할 수 있다.
영양제로는 이를 절대 충족할 수 없다.
현대 과학은 풀 한 포기, 사과 한 알 만들지 못한다.
채소, 과일을 충분히 먹으면
물조차 마실 필요가 없을 정도다.

하루의 시작을 채소·과일 주스로 해보자.
분명 2주면 변화를 느끼고,
100일이면 긍정적인 변화를
제대로 확인할 수 있다.

Day 35

가장 돈이 안 들면서 몸과 마음을 건강하게
만들 수 있는 방법이 바로 안 먹는 것이다. 즉 단식이다.
달달한 것이 먹고 싶을 땐 설탕, 소금이 첨가되지 않은
견과류를 조금 먹으면 된다.
12시간 공복 유지, 16시간 공복 유지 등에 구애받지 말고
살아있는 음식을 먹는다는 규칙만 지켜도 성공이다.

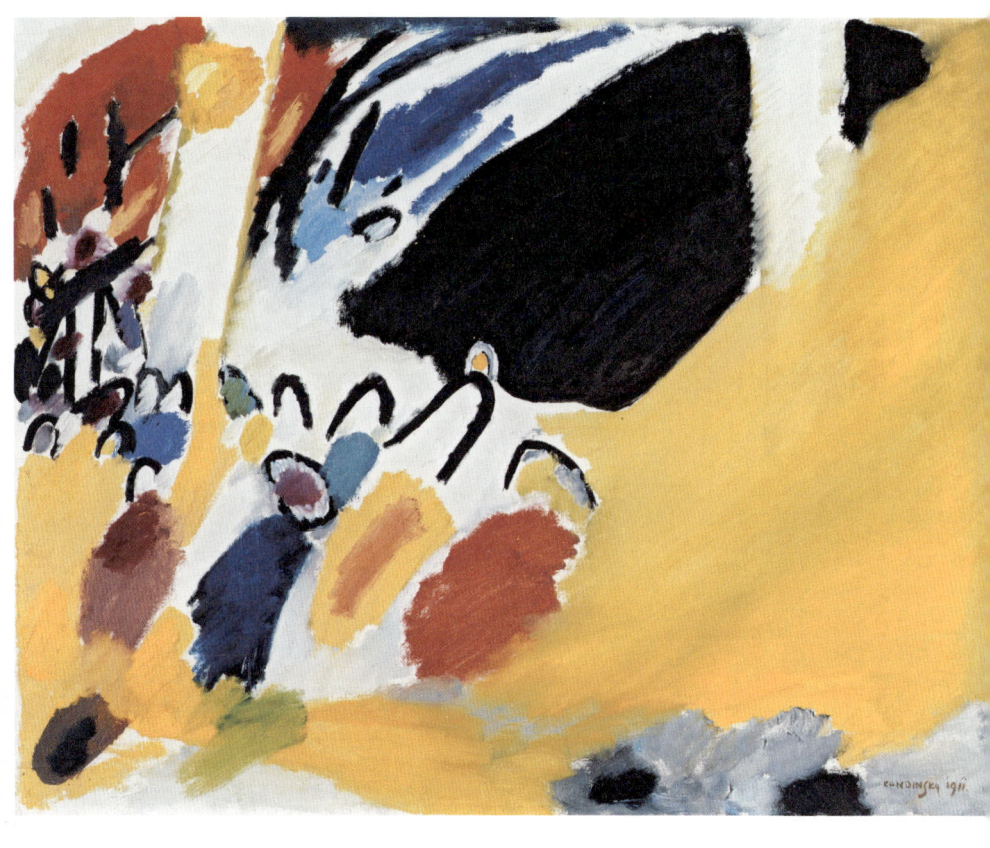

바실리 칸딘스키, 인상 3
Wassily Kandinsky, Impression III

〈간헐적 단식의 방법〉

1. 기상 후 미지근한 물(음양탕)을 한 잔 마신다.

2. 배가 고프면 가장 간단히 먹을 수 있는

   사과나 바나나를 먹는다.

3. 가능하다면 채소·과일 주스를 마신다.

   (갈아 마시거나 착즙 모두 가능. 혹은 시판 무첨가 주스도 가능.)

4. 점심시간 전까지 커피를 포함한 가공식품은

   일절 먹지 않는다.

Day 36

비만의 가장 강력한 원인은

정제 탄수화물과 지방 섭취다.

과도한 당은 고혈압과 당뇨를 가져온다.

불필요한 지방 섭취는

콜레스테롤의 불균형을 가져온다.

필요 이상의 콜레스테롤과 지방은 혈관질환의 원인이다.

혈관질환은 궁극적으로 심장병으로 이어진다.

관상동맥우회술, 스텐스 삽입 등과 같은 치료로는

절대 완치될 수 없다.

혈관에 쌓인 독소를 청소해주는 것이 근본적인 방법이다.

채소·과일식으로 혈관을 깨끗하게 해주는 것이

예방의 가장 좋은 길이다.

Day 37

모든 병은 혈관병이다.
혈관에 낀 기름때를 벗겨내고
혈관의 노폐물을 청소해서 밖으로 배출하는 음식은
과일과 채소다.

알브레히트 뒤러, 키 큰 잔디
Albrecht Durer, The Great Piece of Turf

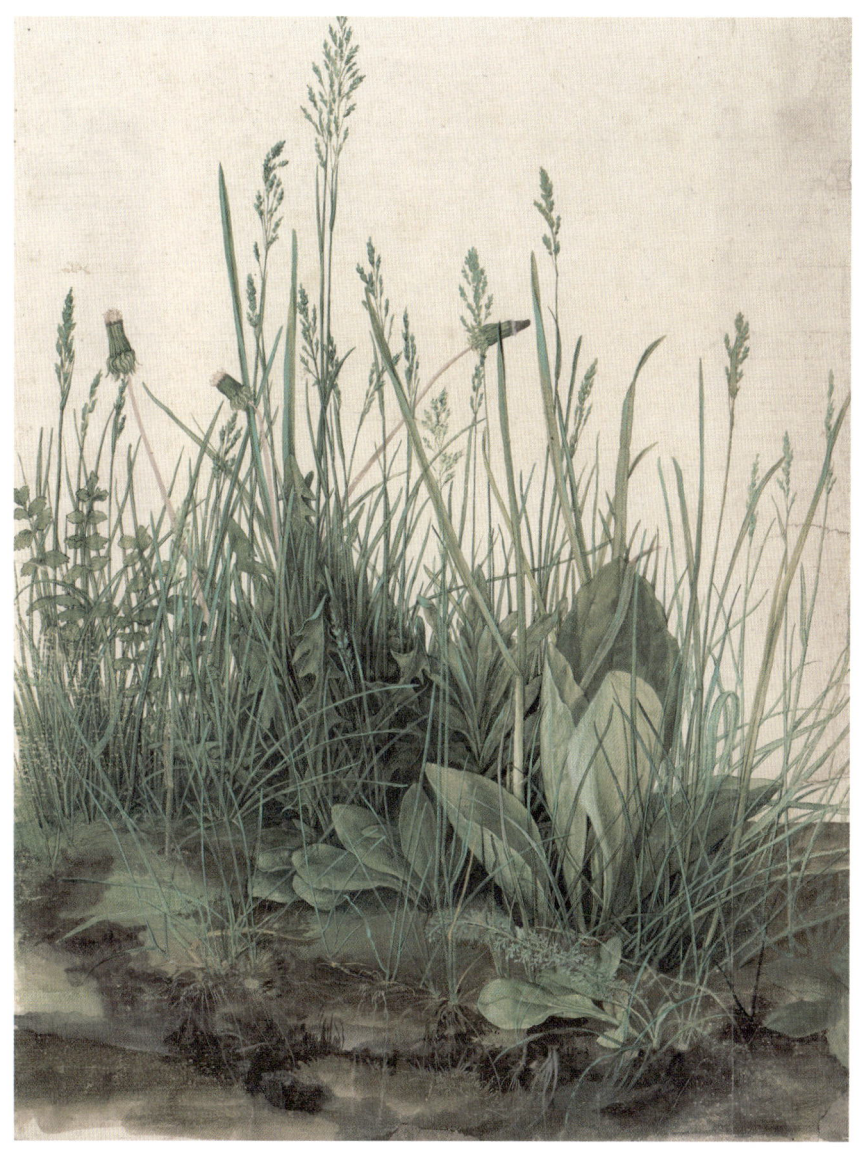

Day 38

잘 씹지 않는 음식은
위장에서 더 많은 소화액이 필요하므로
소화에 많은 시간이 필요하다.
'빨리빨리 음식'은 씹지 않으므로
위에 들어가 오랜 시간 머물면서 부패한다.
이 부패한 숙변이 문제가 되는 것은
바로 독소 때문이다.
이렇게 처리하지 못한
음식에서 나오는 대표적인 독소의 이름을
의학계에서는 '활성산소(산소 쓰레기)'라고 부른다.

Day 39

몸속의 각종 독소를 죽이기로 유명한 백의의 천사(백혈구)도
산소 쓰레기는 죽이지 못한다.
당신이 처리하지 못한 산소 쓰레기가
혈액을 끈적끈적하게 하고
미세한 피떡(혈전)을 만들어 혈관을 막는다.
생각만 해도 끔찍한 일이다.

....

....

....

....

....

....

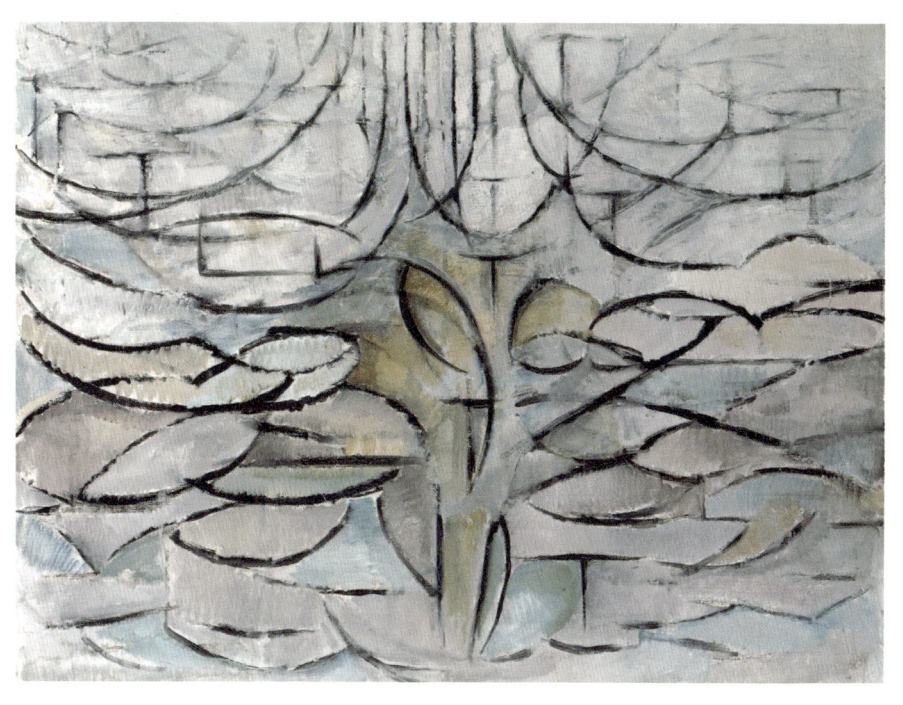

피트 몬드리안, 꽃 핀 사과나무
Piet Mondrian, Blossoming Apple Tree

Day 40

'나는 지금 건강합니다'라고 말할 수 있다면
몸에서는 화학반응이
순조롭게 일어나고 있다는 뜻이다.
이 화학반응을 일으키는 촉매가 바로 체내효소다.
체내효소가 충분한 사람은
그렇지 못한 사람보다 건강할 수밖에 없다.

체내효소가 부족한 사람(노인, 환자 등)이라 하더라도
체외 효소(채소, 과일, 무첨가주스)를 항상 몸속에 넣으면
몸이 찌뿌둥할 수가 없다.
과일과 채소는 우리 몸에 체내효소가 없어도 소화되도록
각종 효소를 듬뿍 넣었기 때문이다.

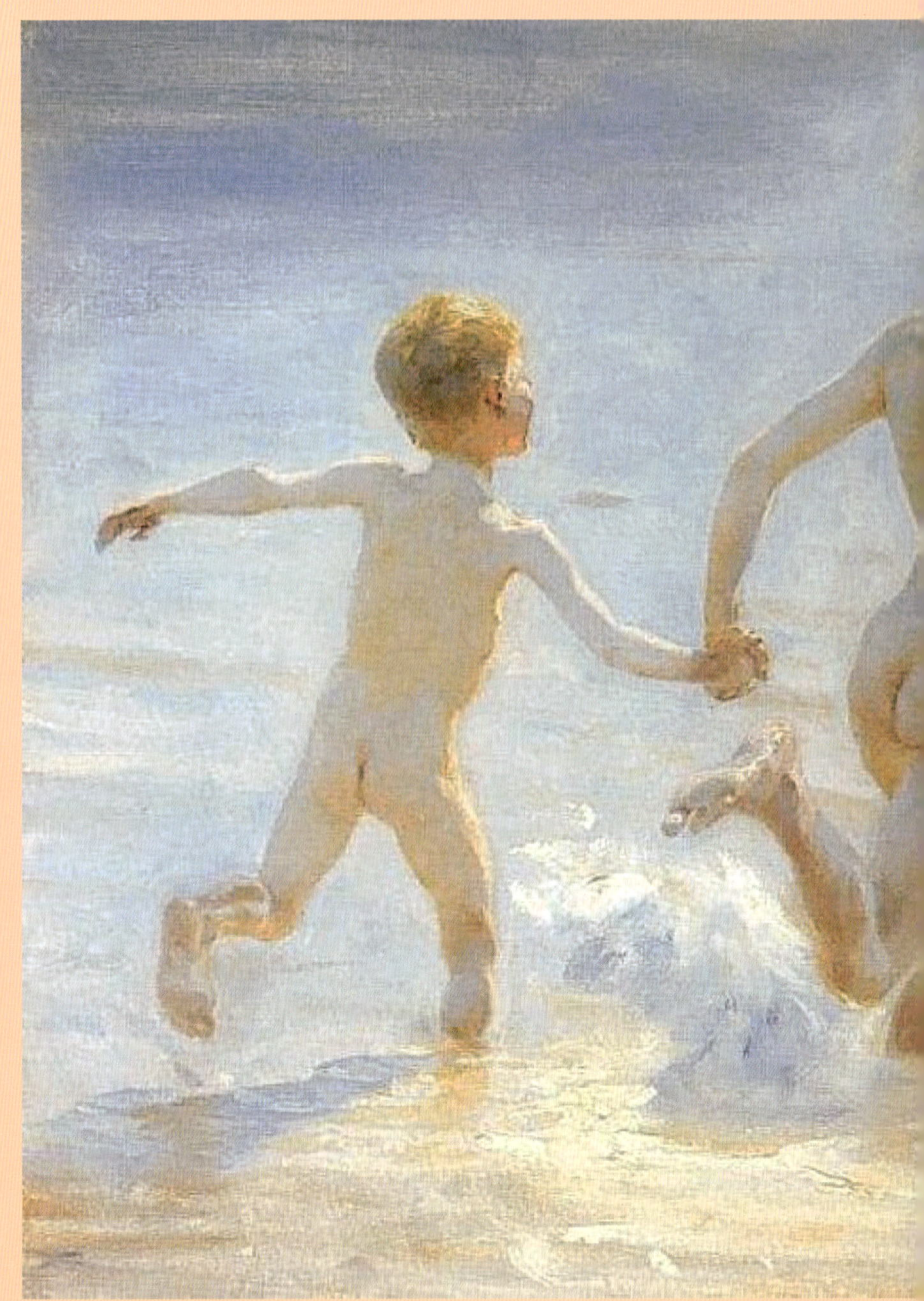

페더 세버린 크뢰이어, 스카겐 해변
Peder Severin Krøyer, Beach of Skagen

Day 41

효소작용이 제대로 이루어지지 않을 때
가장 먼저 소화불량과 만성피로가 생긴다.
일반 음식은 위장에서 3~4시간을 머무르지만
과일은 20~30분만 머무른다.
과일에는 효소가 있어
이미 소화가 된 상태이기 때문이다.

반면 인스턴트식품인 라면, 햄버거, 피자, 빵 등은
효소가 없기 때문에 소화불량을 일으킨다.
몸에 쌓인 독소를 해독하느라
간이 쉴 틈이 없어 항상 피곤을 느낀다.
살아있는 효소가 든 채소·과일식이 진짜 음식이다.

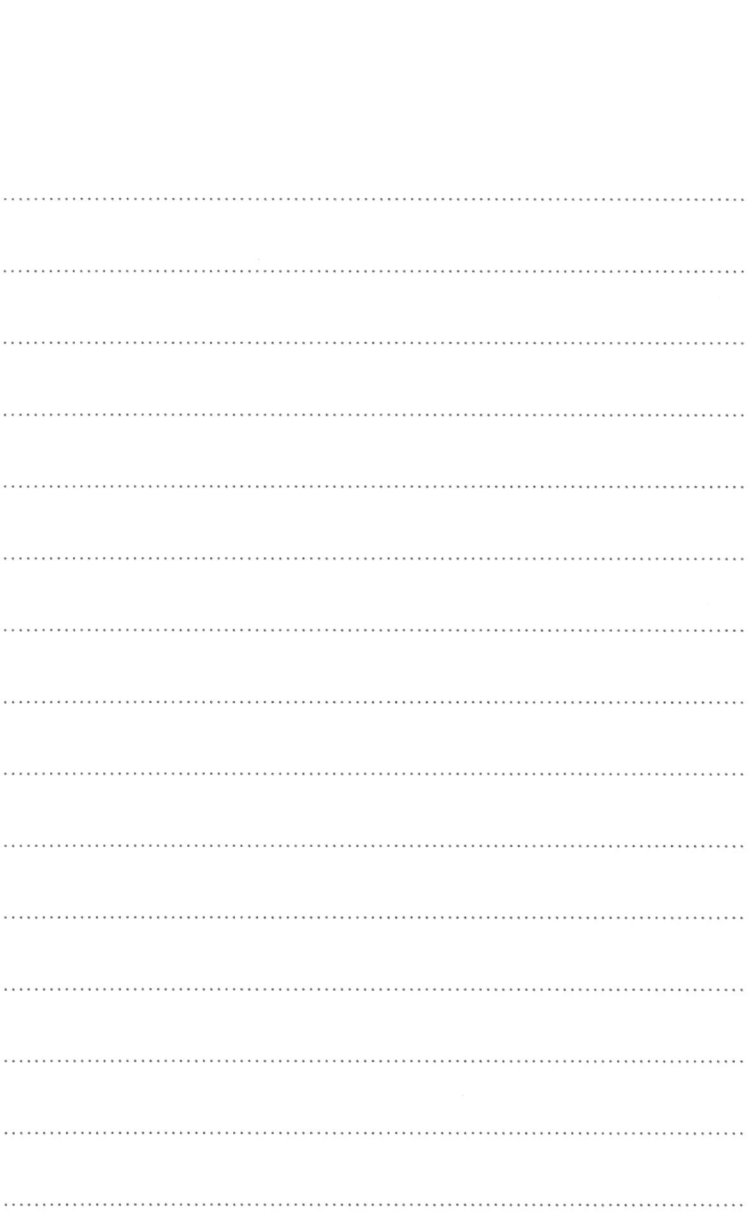

Day 42

림프액은

한쪽 방향으로만 흐르는 일방 통행을 한다.

호흡과 운동을 통해 근육의 움직임에 의해서만 흐른다.

운동이 면역력을 높여준다는 숨은 뜻은

림프액을 순환시킨다는 말이다.

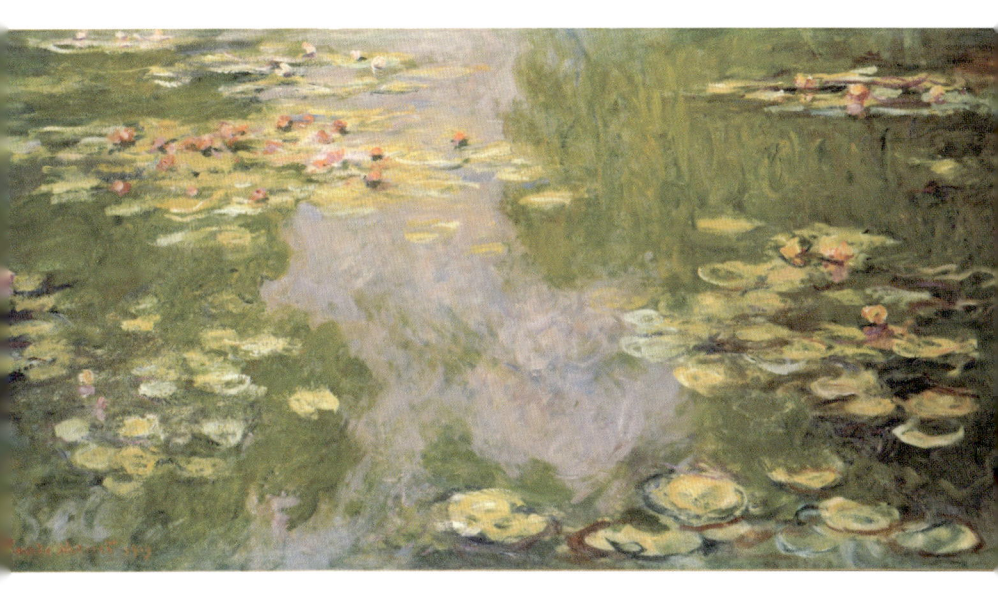

클로드 모네, 수련
Claude Monet, Water Lilies

Day 43

림프주머니를 밖에서 만질 수 있는 곳이

귀 뒤나 귀밑, 목, 겨드랑이, 서혜부(사타구니) 부위다.

겨드랑이나 서혜부 마사지를 통해

독소 배출을 원활하게 해 피로회복이 되는 원리다.

림프주머니가 부을 때

몸의 상태를 아는 것이 중요하다.

부종이나 혹, 멍울은 몸이 스스로 싸우고 있는

자가 치유 증상이다.

림프시스템이 노폐물 청소를 열심히 해

밖으로 배출하기 위한 상태를 말한다.

Day 44

과일에는 모든 영양소가 들어있다.
식전 공복에 섭취하면 에너지 공급과 함께
독소 청소를 해주는 완전식품이다.
빨리 소화되는 과일을 먼저 먹고
30분 뒤에 식사를 하는 습관을 가져야 한다.
식사 후에 디저트로 과일을 먹지 말자.

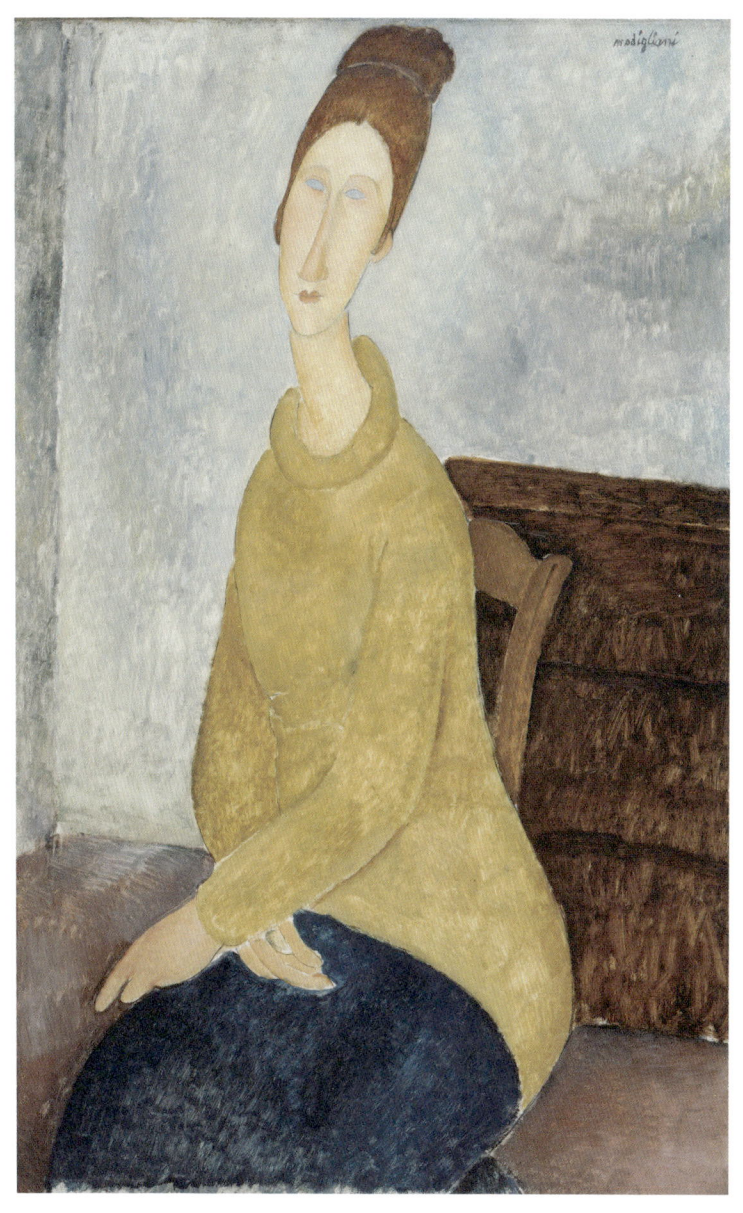

아메데오 모딜리아니, 노란색 스웨터를 입은 잔 에뷔데른

Amedeo Modigliani, Jeanne Hebuterne with Yellow Sweater

Day 45

과일은 식후에 먹을 때

발효가 일어나 부패가 된다.

과일 자체의 문제가 아니라

가공식품 섭취 후에 과일을 먹어서다.

혈당이 올라가 인슐린 분비가 촉진된다.

소화가 빨리되는 과일을

다른 음식보다 나중에 먹으면

독소가 생긴다.

독소로 인한 간수치가 올라간다.

과일은 완전식품으로

공복에 먹으면 해독작용을 도와

간 기능을 향상시킨다.

Day 46

미국 유수의 암센터들은 영양제 대신

무첨가주스(특히 당근주스, 레몬즙 등)를 처방하기 시작했다.

자연으로 돌아가야

암도 치유되고 질병도 낫는다는

각성이 생기기 시작했다.

비타민C가 부족하다면

당근주스나 레몬즙을 마시자.

그것도 힘들다면 당근을 씻어 먹어도 좋고

레몬의 껍질을 벗겨 먹어도 좋다.

비타민D가 부족하다면 밖에 나가 5~10분 햇볕을 쬐자.

우리 인간은 그렇게 비타민을 섭취해서

진화해온 놀라운 동물이다.

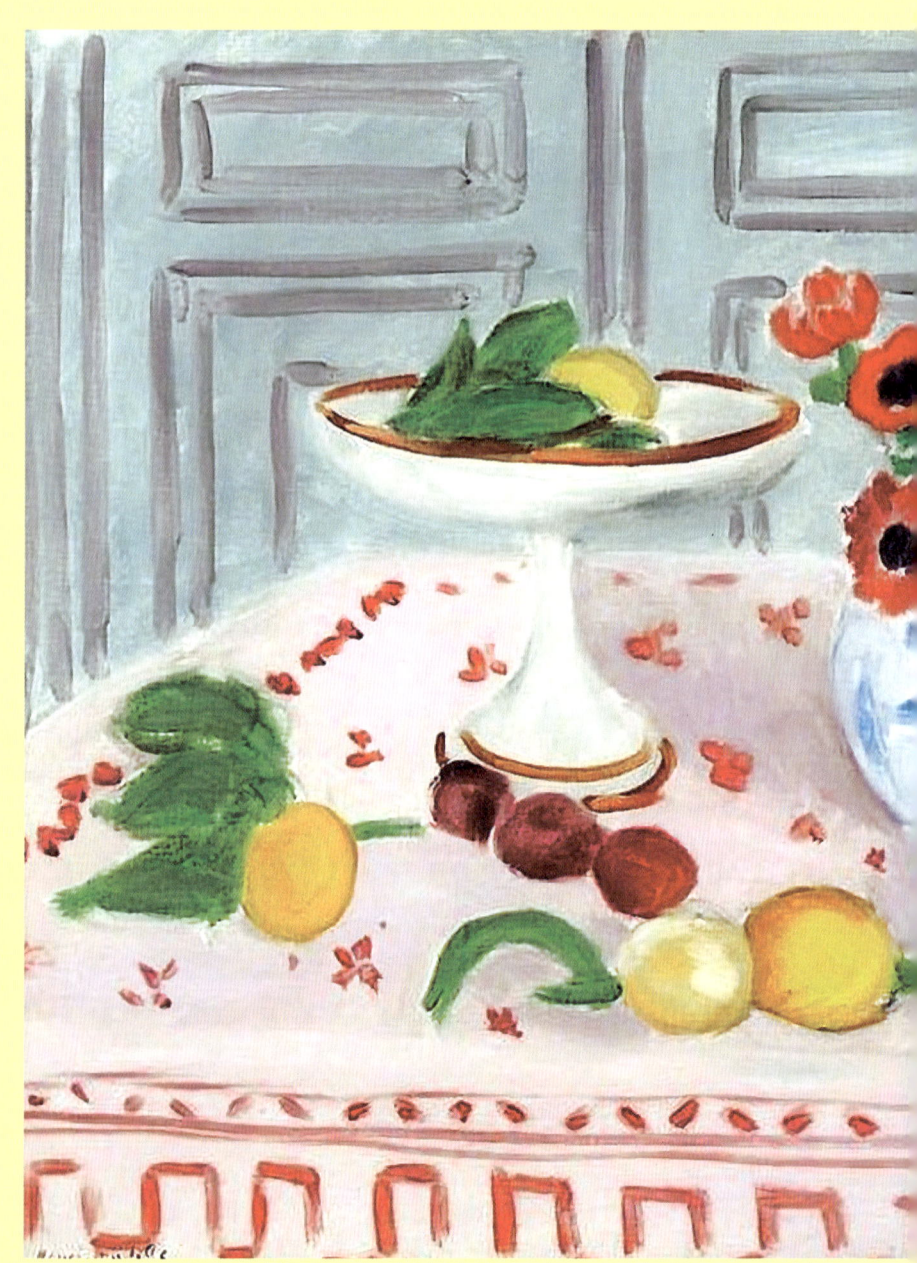

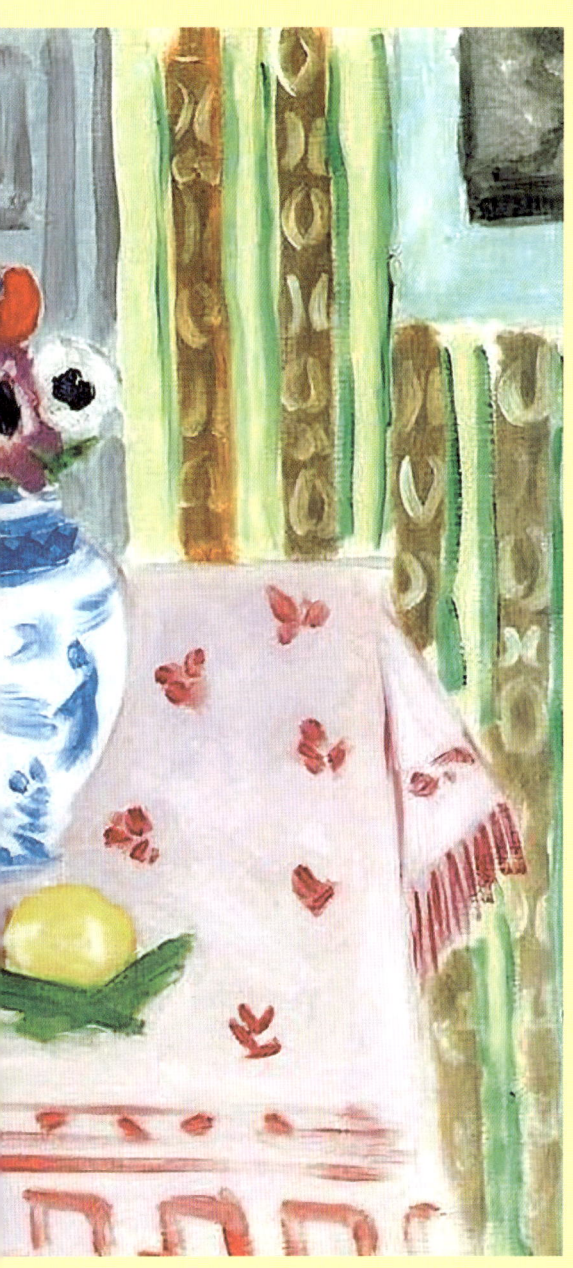

앙리 마티스, 핑크색 테이블보
Henri Matisse, The Pink Tablecloth

Day 47

레몬수는

체내 지방의 증가를 억제한다.

미국 오클랜드 어린이 병원 연구팀이

173명의 과체중 여성을 대상으로 측정한 결과

레몬수를 많이 마신 사람의 체중과 지방이,

그렇지 않은 사람보다

현저하게 감소한 사실을 확인했다.

섬유질이 많은 반면

포화지방과 콜레스테롤은 전혀 없는

다이어트 식품 중 레몬이 최고다.

Day 48

레몬수는 신장 결석을 예방한다.

칼슘 등이 뭉쳐서 결석이 되는데

크기가 작으면 소변으로 배출되지만 그렇지 못하면

결석이 생긴다.

즉 콩팥에 돌이 생기는 것이다.

실제 레몬수를 마신 사람은 마시지 않은 사람보다

신장결석 발생 비율이 훨씬 낮았다.

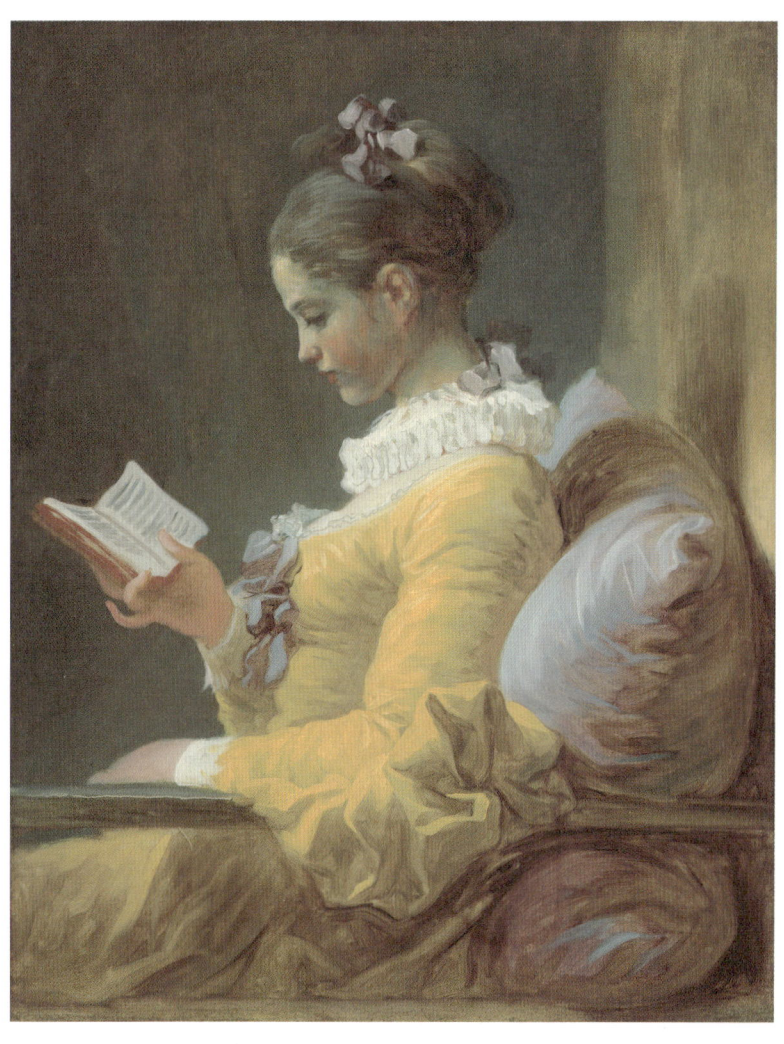

장 오노레 프라고나르, 독서하는 여인
Jean-Honoré Fragonard, A Young Girl Reading

Day 49

침에는 소화 효소인 아밀라아제가 들어있다.
아밀라아제는 탄수화물을 포도당으로 분해한다.
충분히 씹지 않고 음식을 삼키면 췌장에서
아밀라아제를 분비해 소화를 돕는다.
인슐린과 글루카곤 호르몬을 분비해
혈액 내 포도당을 조절해준다.
췌장은 단백질과 지방을 분해하는 소화 효소도 분비한다.
많은 중요한 역할을 하는 췌장을 잘 관리해야 한다.

담배, 술, 가공식품 특히 가공육 섭취를 제한해야 한다.
비만 세포는 췌장을 공격해 딱딱하게 만든다.
평소 식사 때 꼭꼭 씹고 식사하고 나서 2시간 후
물을 마시는 습관이 췌장을 돕는다.

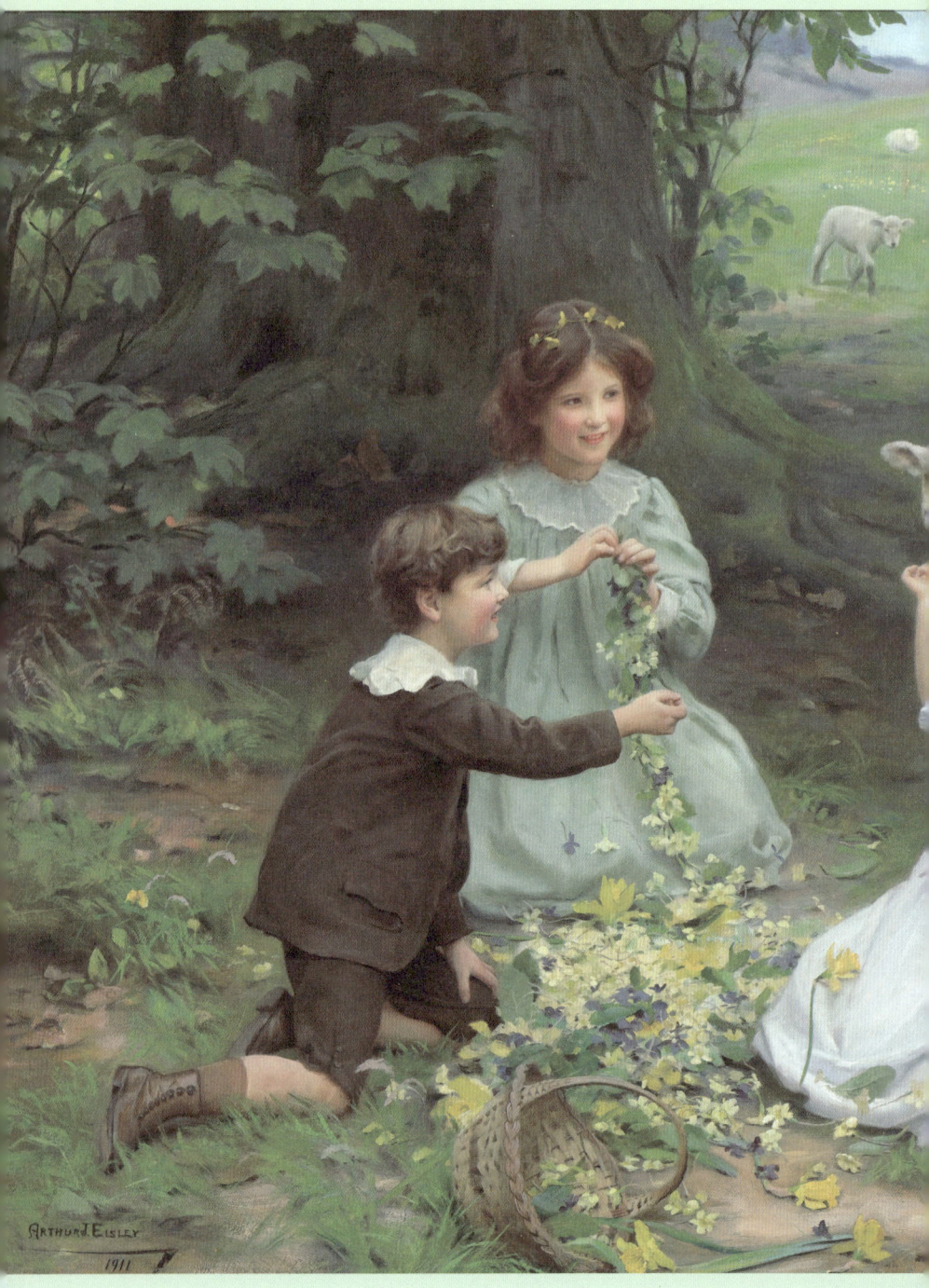

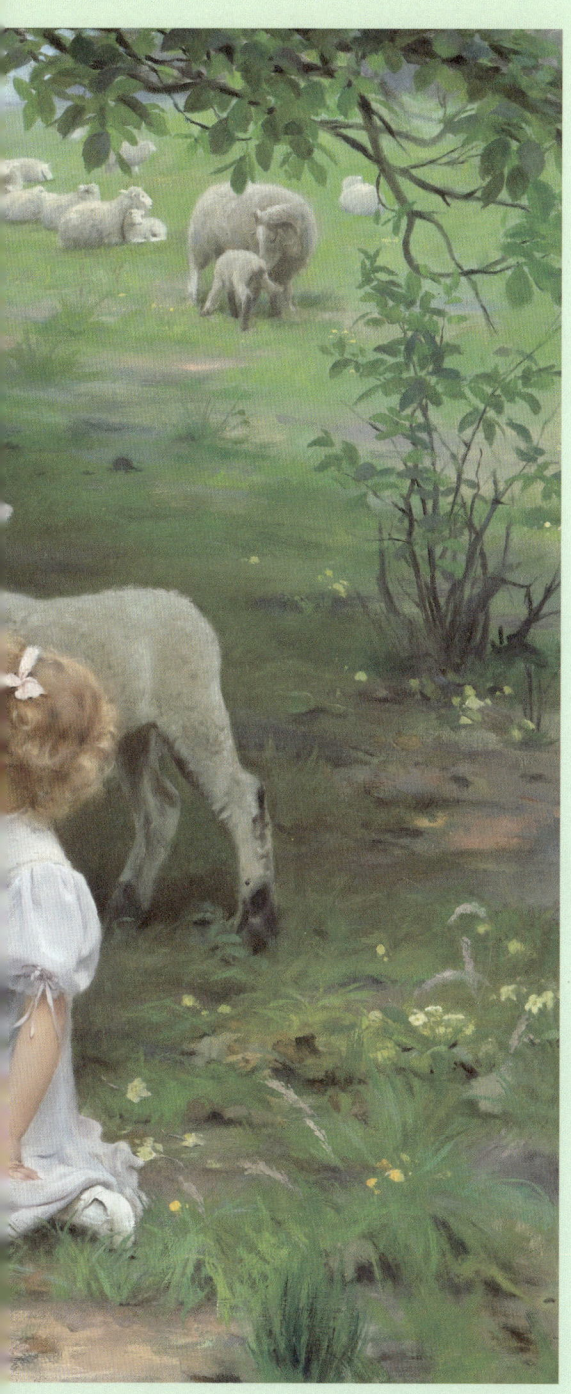

아서 존 엘슬리, 봄의 기쁨
Arthur John Elsley, The Joy of Spring

Day 50

과일이나 과일 주스를 먹기 시작하면서

속이 더부룩하게 느껴질 수 있다.

위장에 남아있는 노폐물이

청소되고 있는 증상이다.

독소들이 완전히 제거되고 나면

더부룩함도 사라진다.

일주일 정도 걸리는 시간을 단축시키고자 할 때는

채소와 함께 먹으면 된다.

독소들로 인해 과일이 발효되는 것을

완화시켜줘 속이 한결 편하다.

Day 51

독소 배출을 잘하기 위해서 아침은 안 먹는 게 가장 좋다.
먹더라도 채소·과일식을 해야 한다.
다이어트를 결심했다면 무거운 아침 식사 대신
가벼운 과일로 하루를 시작하자.
"아침 사과 한 알이면 의사가 필요없다"는 격언은
오랜 삶의 지혜가 담겼다.

....

....

....

....

....

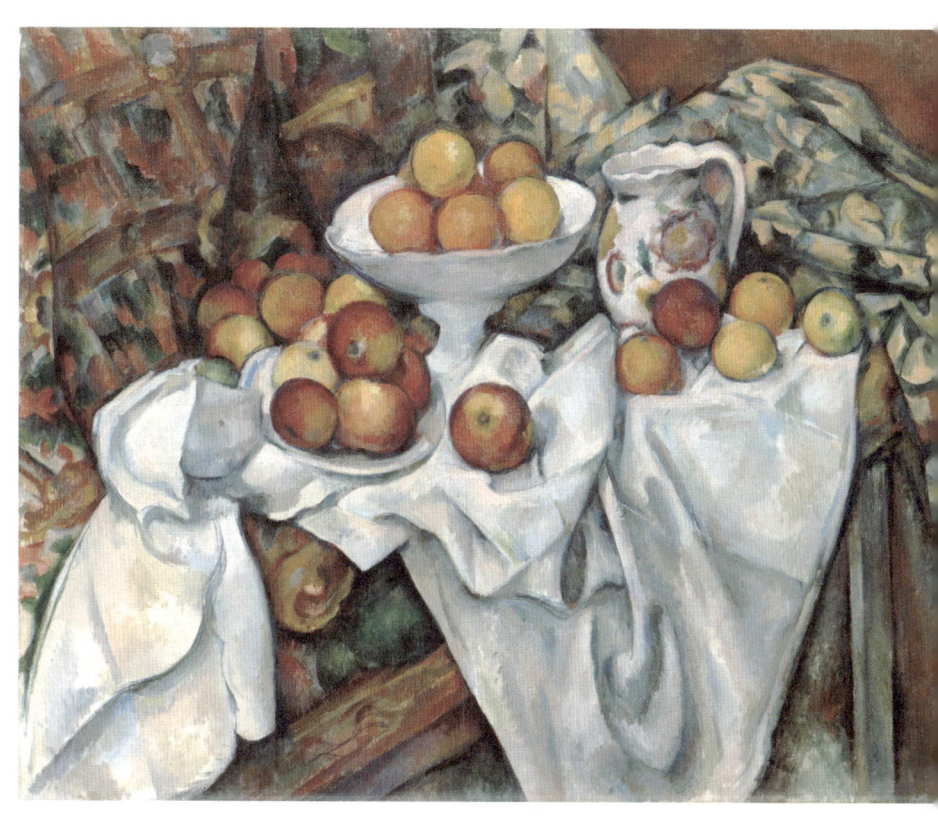

폴 세잔, 사과와 오렌지
Paul Cézanne, Apples and Oranges

Day 52

현미는 단백질과 지방산, 비타민B군 영양소가 들어있다.
현미를 먹으면 영양제를 따로 먹을 필요가 없는 이유다.
식이섬유도 풍부해 변비와 비만 예방에도 좋다.
발아 현미는 말 그대로 싹이 나온 상태다.
현미는 쌀눈이 있어 땅에 심거나 물을 주면
싹을 틔우는 살아있는 상태다.

백미는 그대로 썩는다. 죽은 쌀이다.
백미는 대부분이 탄수화물로 구성되어
당뇨 환자들은 반드시 현미를 먹어야 한다.

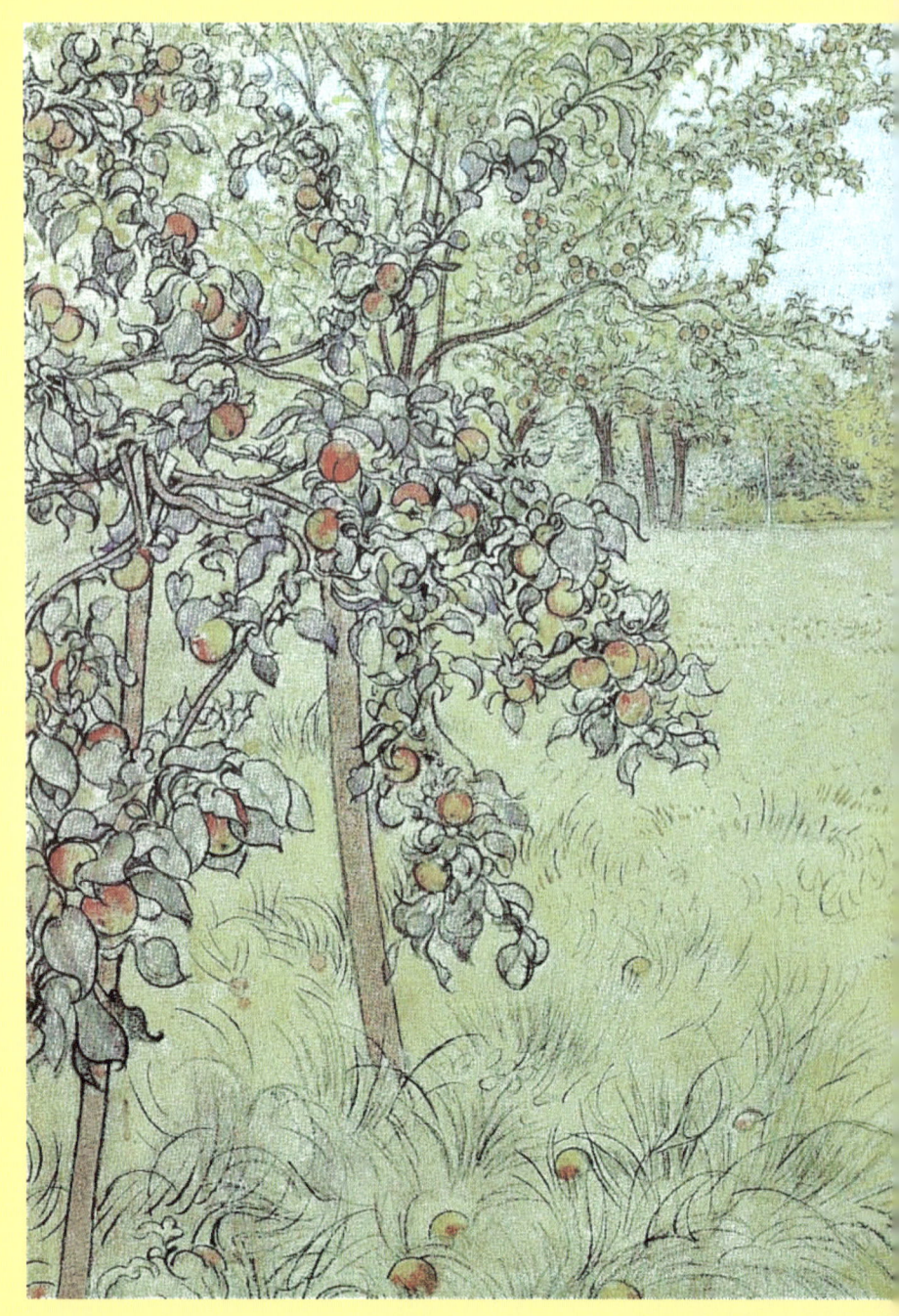

칼 라르손, 사과 수확

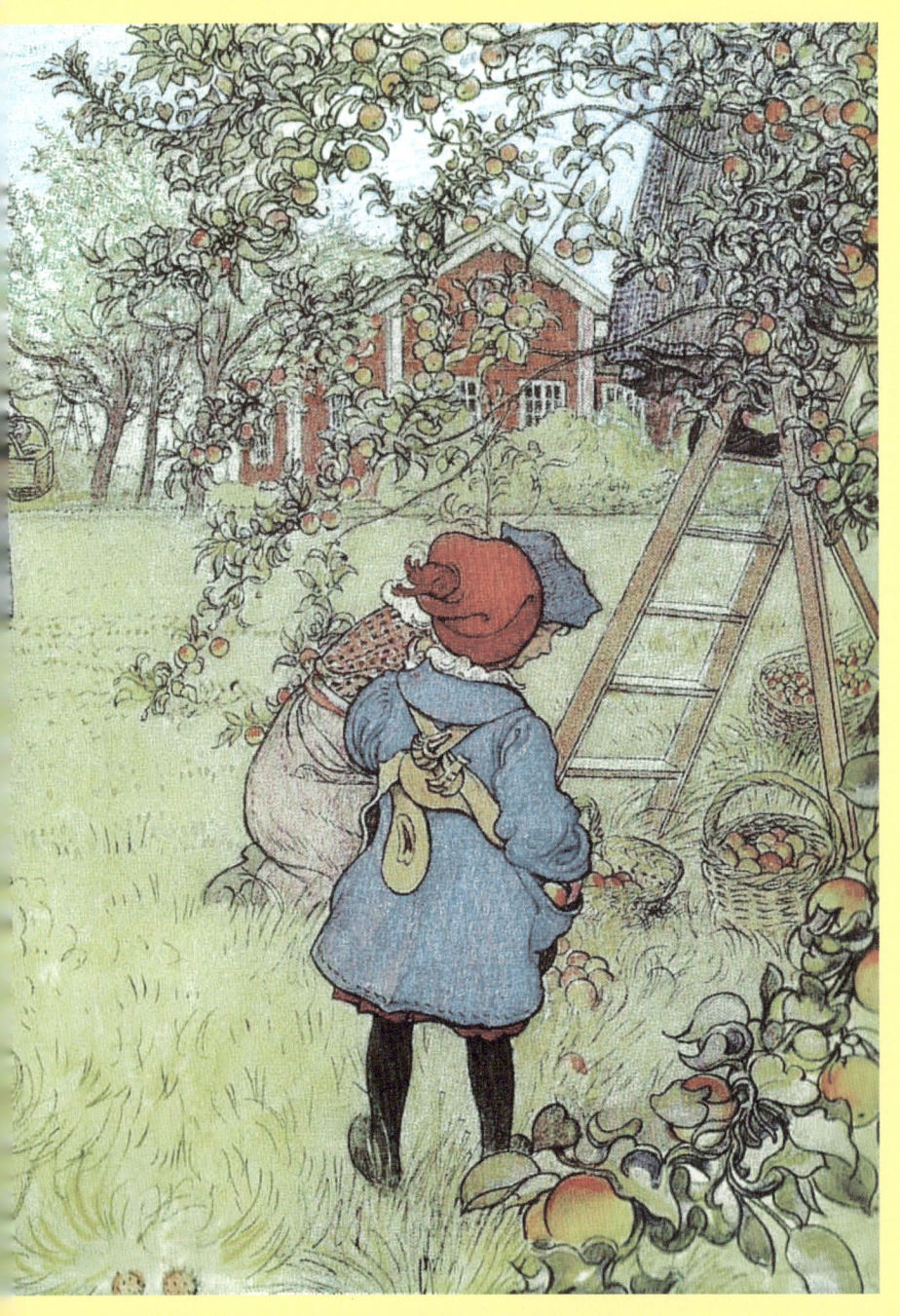

Carl Larsson, *The Apple Harvest*

Day 53

가장 소화 흡수가 어려운 것이 단백질이다.
탄수화물은 이보다 어렵지는 않아
두 종류 이상의 탄수화물은 소화가 가능하다.
콩밥이 몸에 좋은 이유다.
구운 감자를 먹고 싶다면
차라리 빵과 함께 먹어야 한다.
빵과 우유의 조합은 당연히 안 된다.
우유는 단백질로 고기와 함께 먹어서도 안 된다.
맛있게 먹고 나서도
몸이 계속 피곤한 이유가 여기에 있다.
특히 가공식품에 들어간 온갖 화학 첨가물들이
몸 안에서 만났을 때 주는 악영향은
파악조차 못하고 있다는 걸 기억하자.

Day 54

계란은 고단백질이므로

다른 단백질 식품과 함께 먹지 않아야 한다.

계란은 채소와 함께 먹을 때 가장 좋다.

유제품도 다른 농축 음식과 배합하지 않아야 한다.

우유와 빵, 우유와 시리얼, 우유와 케이크 조합 모두

여기에 해당한다.

우유는 순수하게, 그 자체만 먹을 때 부작용이 최소화된다.

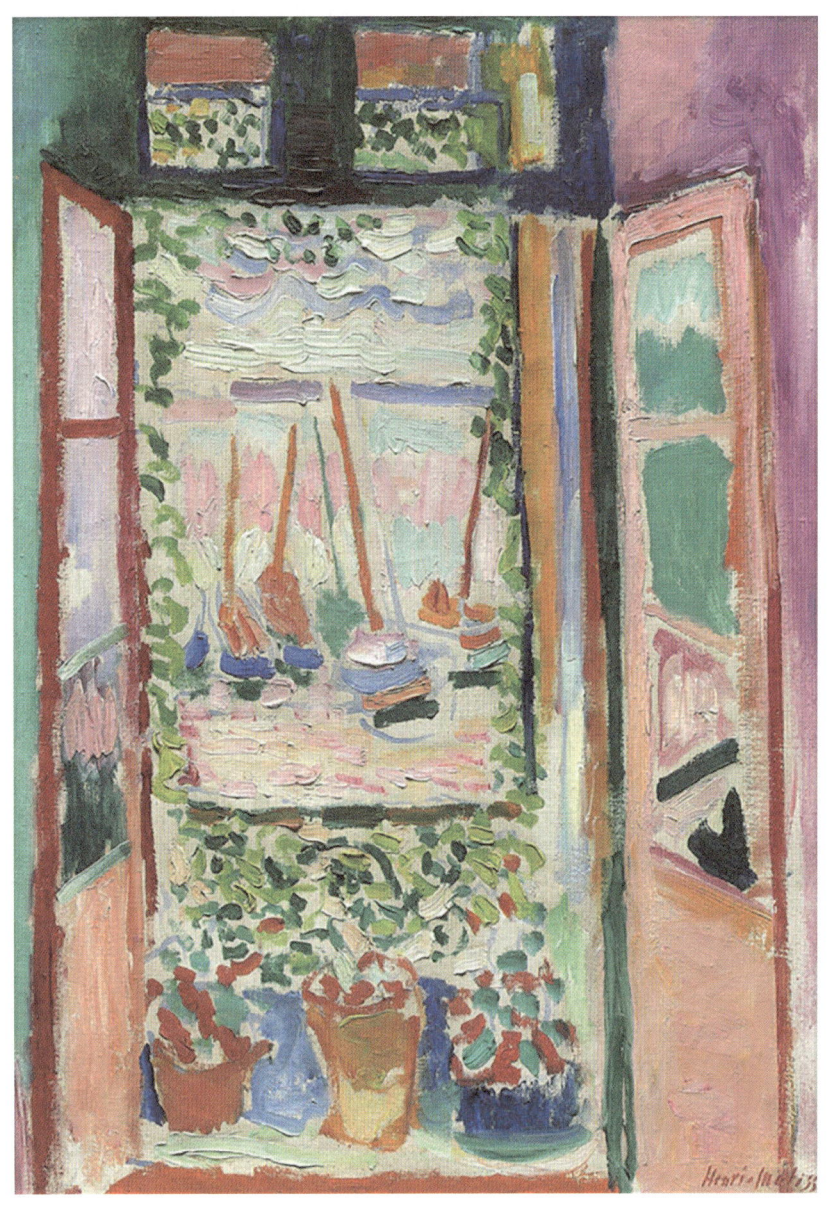

앙리 마티스, 콜리우르의 열린 창문
Henri Matisse, Open Window, Collioure

Day 55

커피를 마셔도 잘 잔다는 경우는

콩팥 위에 붙어있는 부신이 이미 제 기능을 못하고 있을 수 있다.

결국 내성이 생기고 부신피로증후군에 걸린다.

커피에 들어가는 액상시럽은

인슐린 저항성을 가져와 췌장을 지치게 해 당뇨의 원인이 된다.

커피 한 잔의 여유라는 말은 이제 맞지 않다.

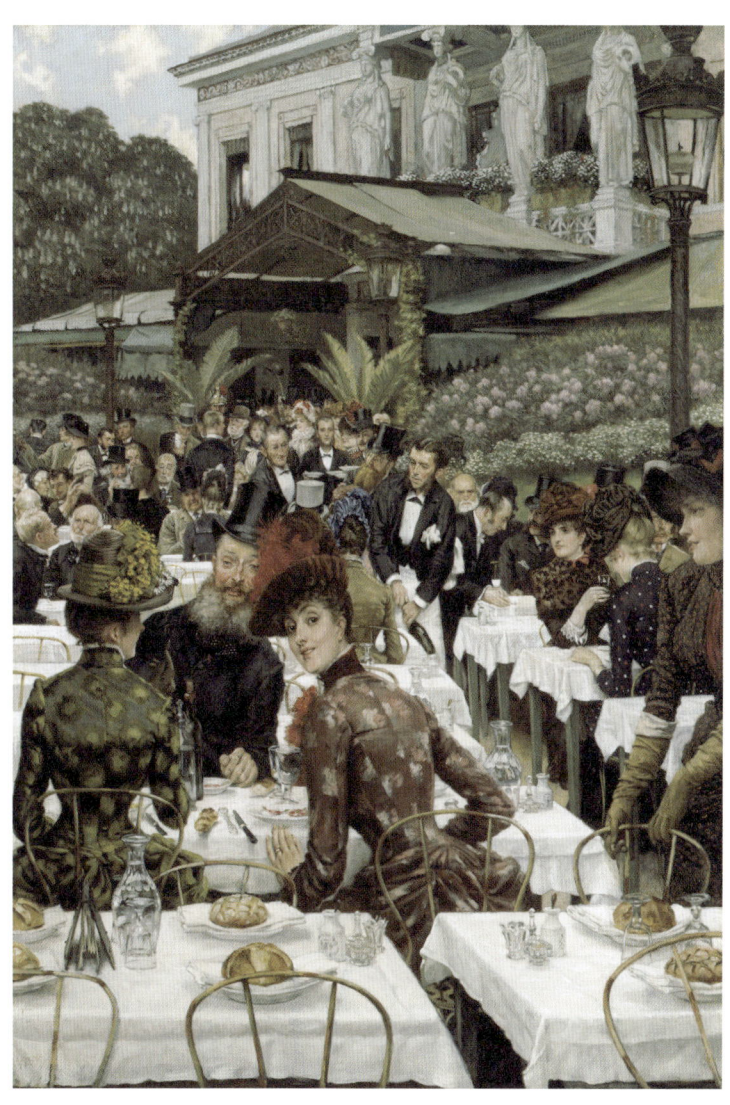

제임스 티소, 미술가의 부인들
James Tissot, The Artists' Wives

Day 56

공기를 충분히 마시려면

배가 나왔다 들어갔다 하는 복식호흡을 해야 한다.

대부분은 가슴 위쪽만 움직이는 얕은 호흡을 하다보니

호흡이 가빠지는 증상들이 나타난다.

산소의 80퍼센트는 폐의 아래쪽으로 흡수된다.

20퍼센트의 산소는 폐의 위쪽에 있으며 위급상황에 대비한다.

호흡을 배로 하지 않고 가슴으로 할 때

80퍼센트의 산소를 쓰지 않아 공급할 산소가 부족해

호흡이 자꾸 가빠지는 이유다.

복식호흡을 통해서 많은 양의 산소를 원활하게 공급할 수 있다.

온몸에 에너지가 생기게 하는 첫 시작이다.

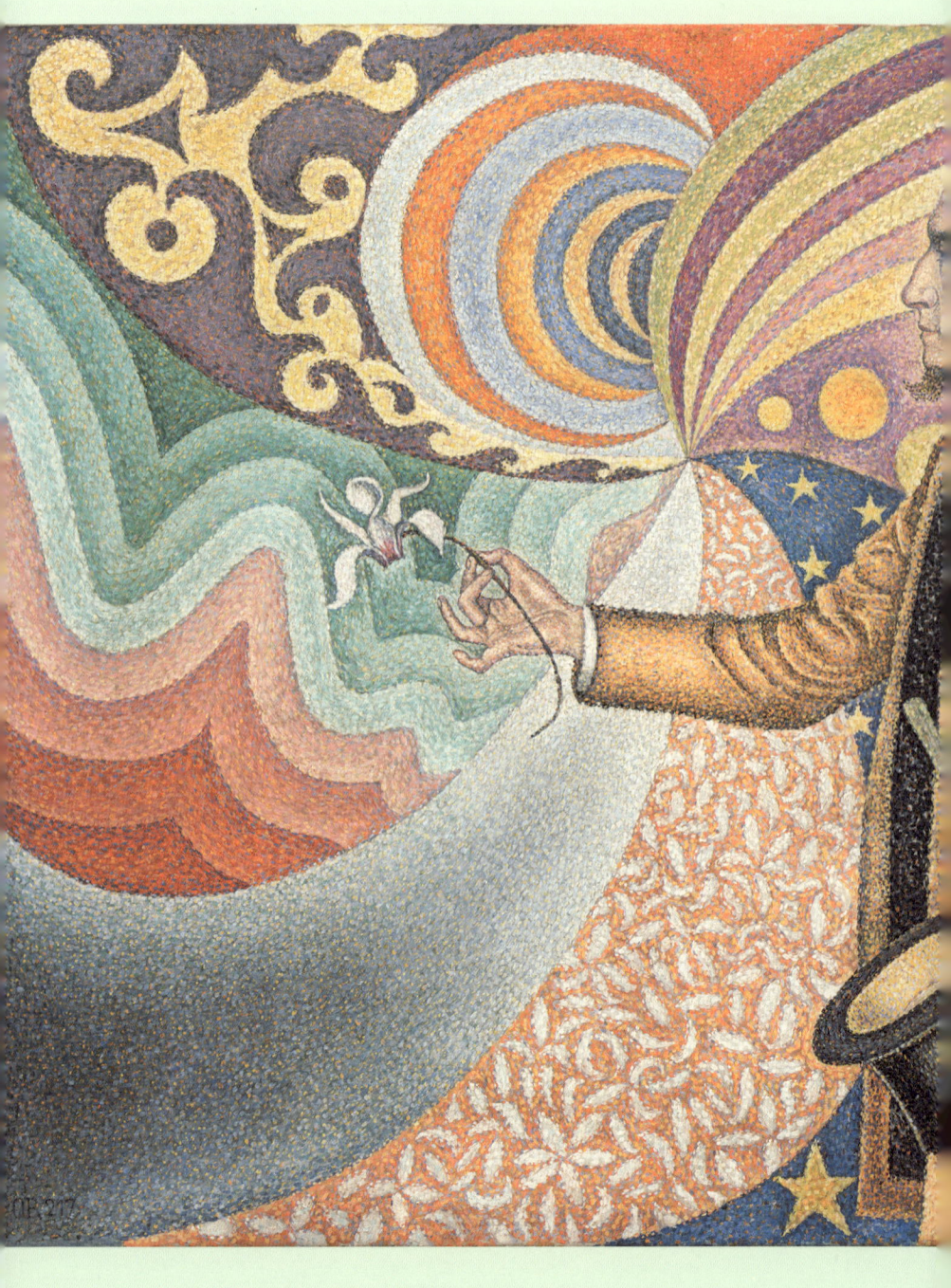

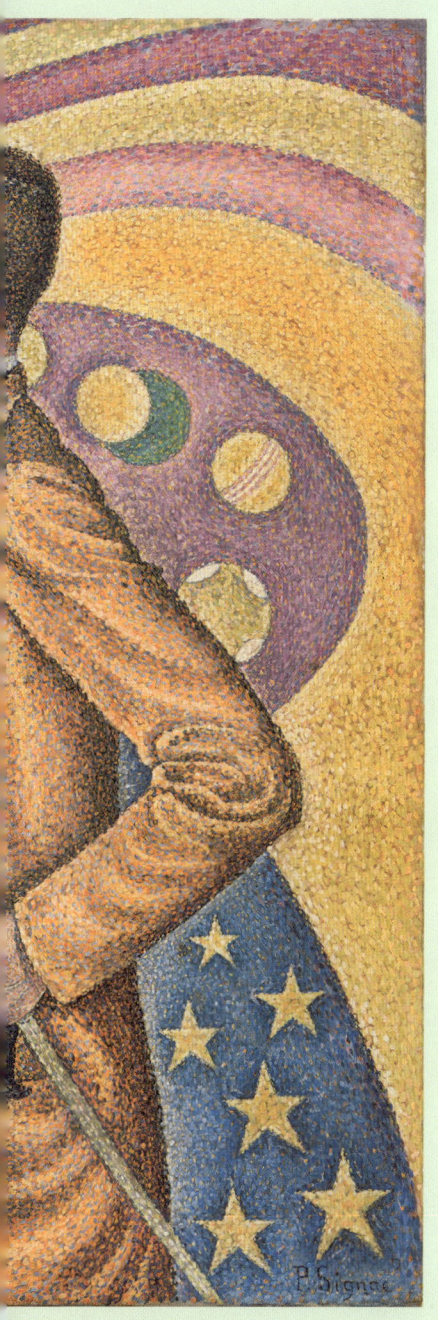

폴 시냐크, 펠릭스 페네옹의 초상
Paul Signac, Portrait of Felix Feneon

Day 57

입이 마르거나 갈증이 느껴지면

이미 수분이 부족한 상태다.

물이 부족하면

이유 없이 피곤하고 신경질적으로 바뀐다.

많은 영양소와 호르몬 생성에 영향을 끼치기 때문이다.

두통과 근육통, 생리통도

몸에 수분이 부족하면 나타나는 증상 중 하나다.

항상 촉촉해야 하는 폐가

건조해져 숨이 가쁜 증상도 나타난다.

물 부족이 오래될수록

여러 질병이 시작된다.

단식 중에도 물은 꼭 먹는 이유다.

Day 58

세포의 재생 속도는

깨어있을 때보다 수면 중에 2배 이상 빠르다.

잠을 충분히 자야 하는 이유다.

특히 수면은 뇌가 쉴 수 있는 시간이다.

몸이 아프다고 뇌가 신호를 보내면

충분히 쉬어주는 것이 필요하다.

칼 라르손, 숙제 중인 에스뵈욘
Carl Larsson, Esbjorn Doing his Homework

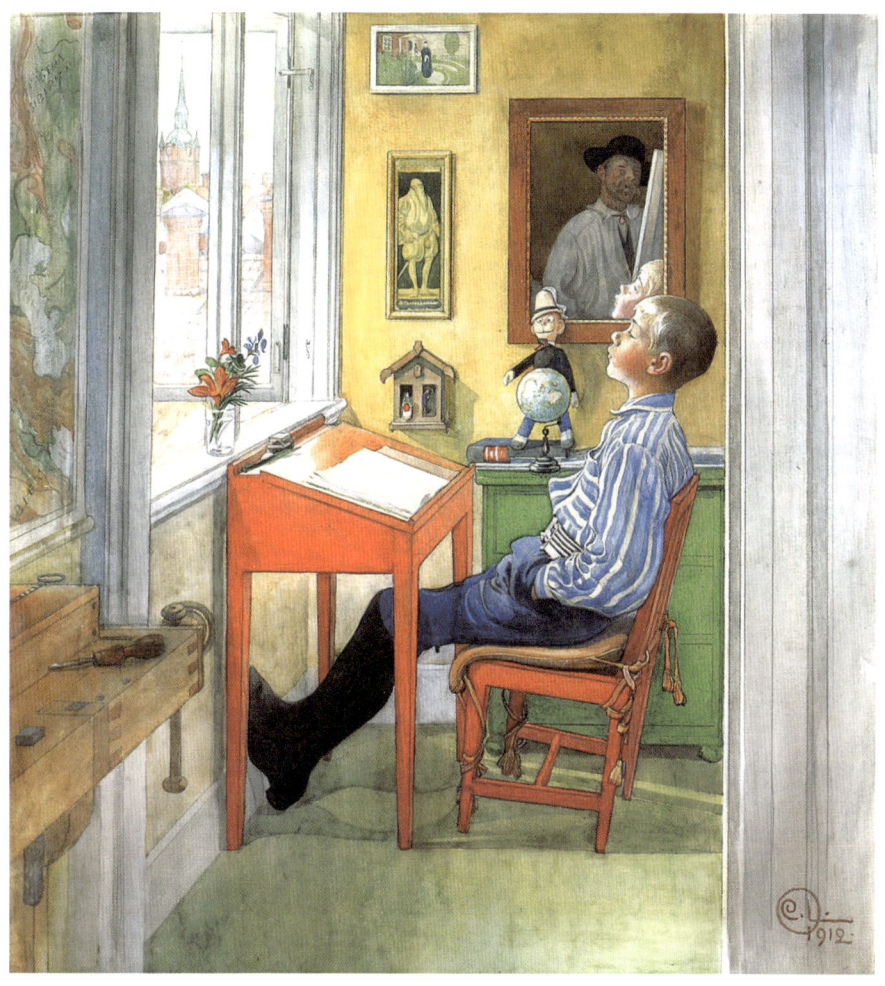

Day 59

체온이 1도 떨어질 때마다

대사능력은 약 12퍼센트,

면역력은 30% 이상 저하된다.

체온이 1도 높아지면

면역기능이 5~6배 정도 증가한다.

체온이 중요한 이유다.

암세포는 35도에서 가장 증식을 잘한다.

평균 체온이 35.5도로 낮게 지속되면

각종 암, 고혈압, 당뇨병, 고지혈증 같은

질병에 걸리기 쉽다.

구스타프 클림트, 메다 프리마베시
Gustav Klimt, Mäda Primavesi

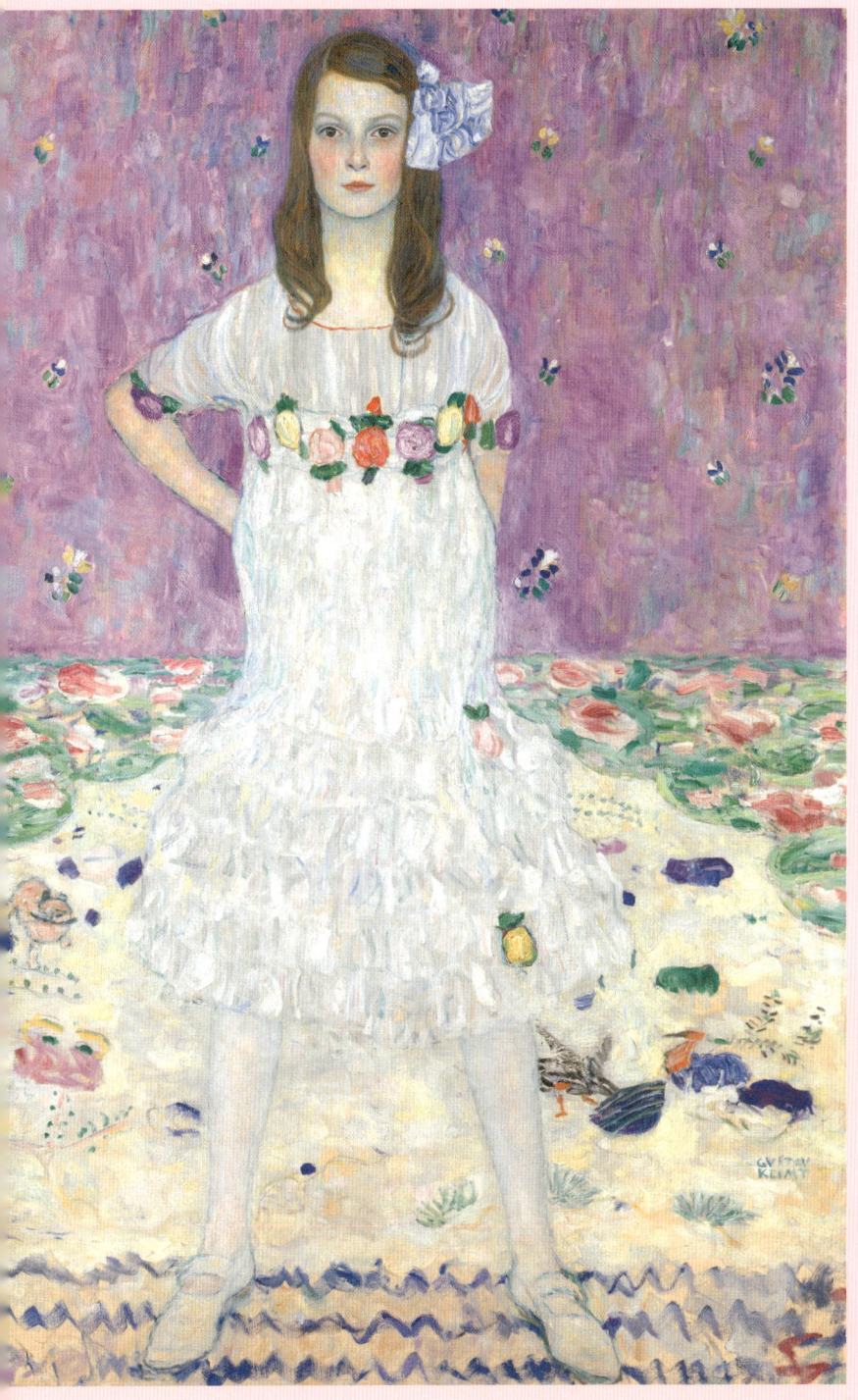

Day 60

평소에 몸을 따뜻하게 하는 것이 중요하다.
체온을 따뜻하게 하는 방법 중
족욕을 하는 것이 있다.
발은 순환하는 모든 혈액을 따뜻하게 해
전신으로 보낸다.
하루 30분 정도면 충분하다.
반신욕이나 전신욕은 몸 상태에 따라
심장에 무리를 줄 수 있어 족욕이 무난하다.
덥다고 냉수나 얼음이 들어간 커피를 자주 마시는 것은
실제로는 몸을 힘들게 한다.
몸의 중심이자 에너지가 생성되는 배를
항상 따뜻하게 해야 건강하다.

Day 61

비만과 함께 선진국형 질환으로 생기는 것이
비염과 아토피다.
위생적이고 청결해진 환경에 비해 몸에 들어오는
화학물질들로 인해 알레르기 반응이 생기는 현상이다.
몸을 해독하고 자연치유 능력을 회복시켜 체질 개선을 해야 한다.
첫 시작은 식습관을 바꾸는 것이다.

....

....

....

....

....

....

앙리 마티스, 붉은 방
Henri Matisse, The Red Room

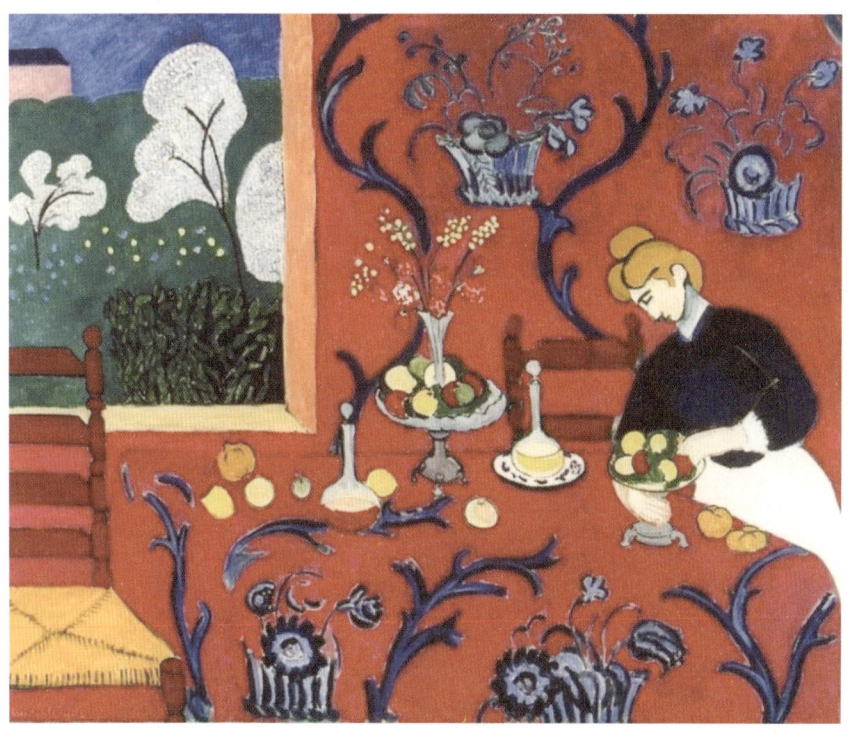

Day 62

면역체계가 조절 가능한 범위 내에서

암세포는 안전하다.

백혈구, NK세포(자연 살해 세포),

T임파구와 같은 면역 세포들이 그 역할을 한다.

인위적으로 없애기 위한

절제와 강력한 독성물질들을

몸에 투입할 필요가 없다는 뜻이다.

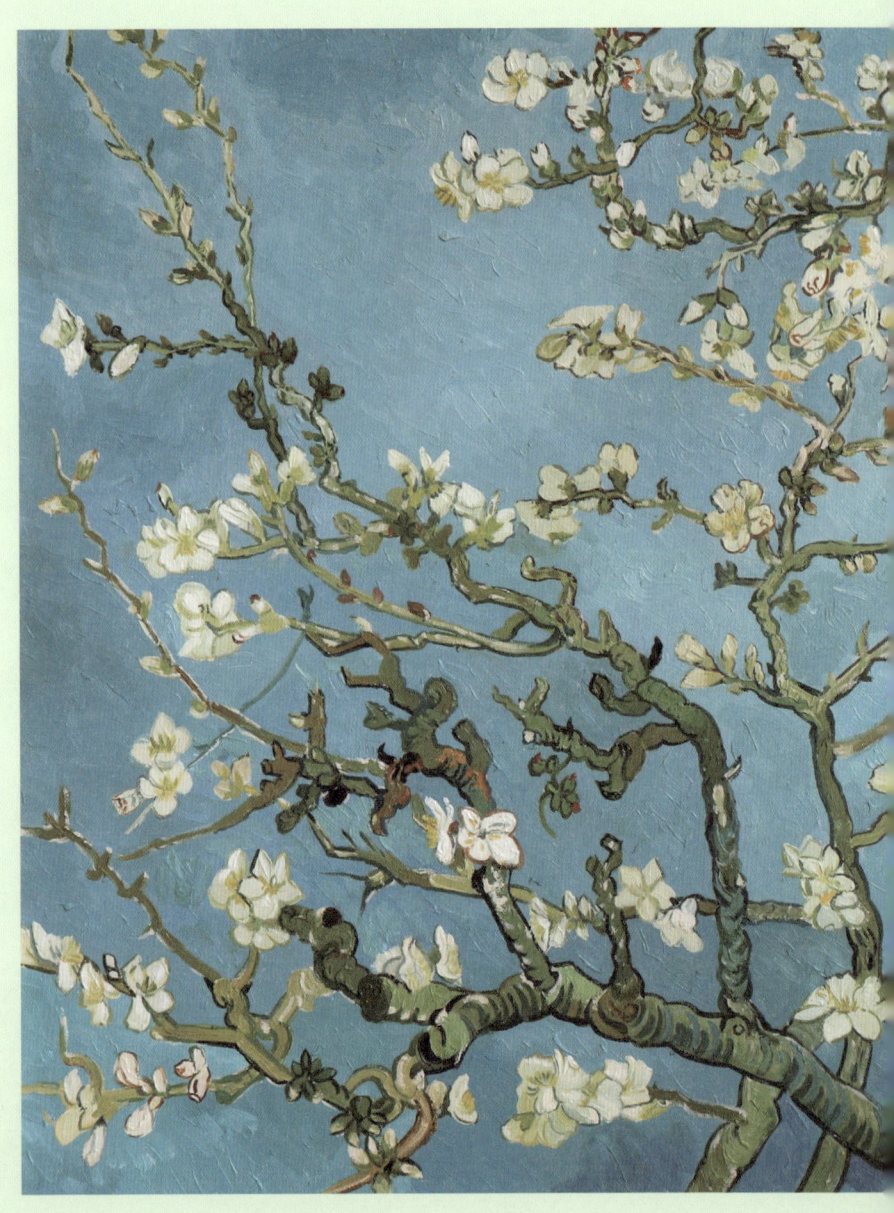

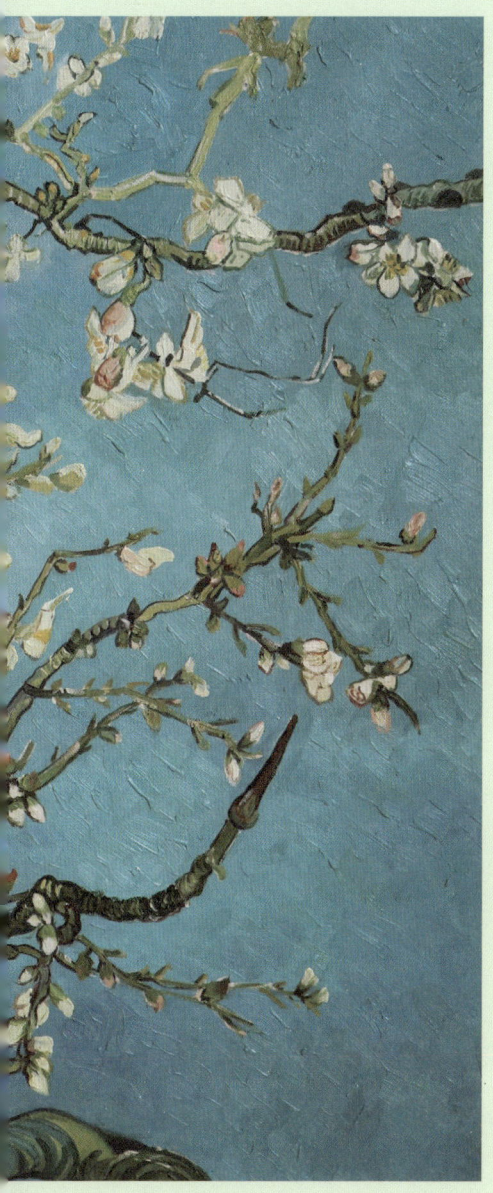

빈센트 반 고흐, 아몬드 나무
Vincent van Gogh, Almond Blossom

Day 63

암세포란 우리 몸을 공격하기 위해서
만들어진 물질이 아니라,
오랫동안 우리 스스로 몸에 쌓이게 한
독소들로 인해 돌연변이가 된 세포다.
자연사하는 사람들의 몸에서도
암세포는 발견된다.

....

....

....

....

....

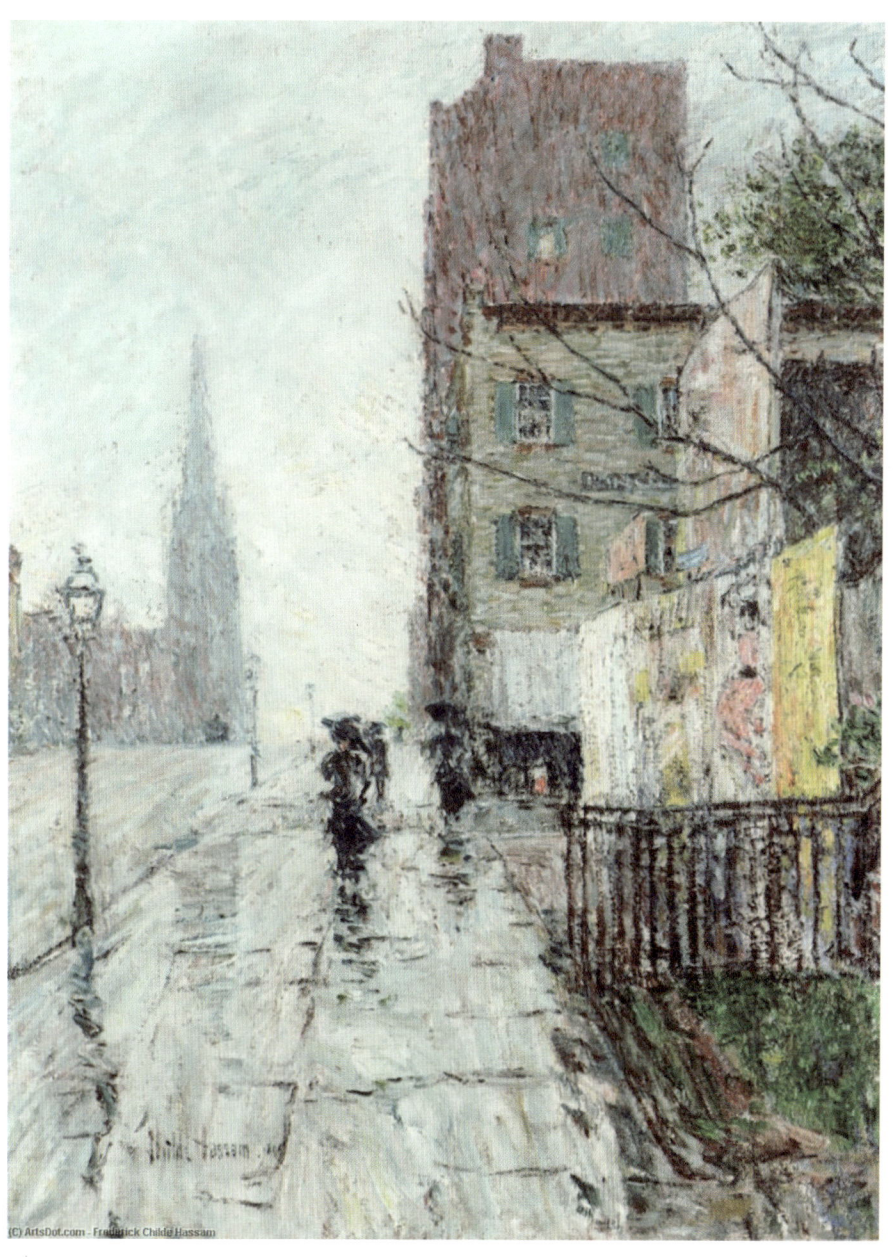

프레드릭 차일드 해섬, 비 오는 날
Frederick Childe Hassam, Rainy Day

Day 64

어떤 종양이 암세포로 발전해

악성 종양이 될지는 아무도 모른다.

림프주머니가 암세포를 가둬두고 있는 상태에서

우리가 가장 먼저 해야 할 것은

자연치유력을 높이는 것이다.

탁해진 혈액을 깨끗이 하고

노폐물을 배출하여

림프시스템이 회복되게 해야 한다.

약물이나 방사선은 절대 해줄 수 없는 일이다.

오직 살아있는 음식인

채소·과일식만이 인간의 몸을 원래대로 돌려놓을 수 있다.

사망선고를 받은 말기암 환자가

자연에 돌아가 생활한 이후 암이 사라진 이유다.

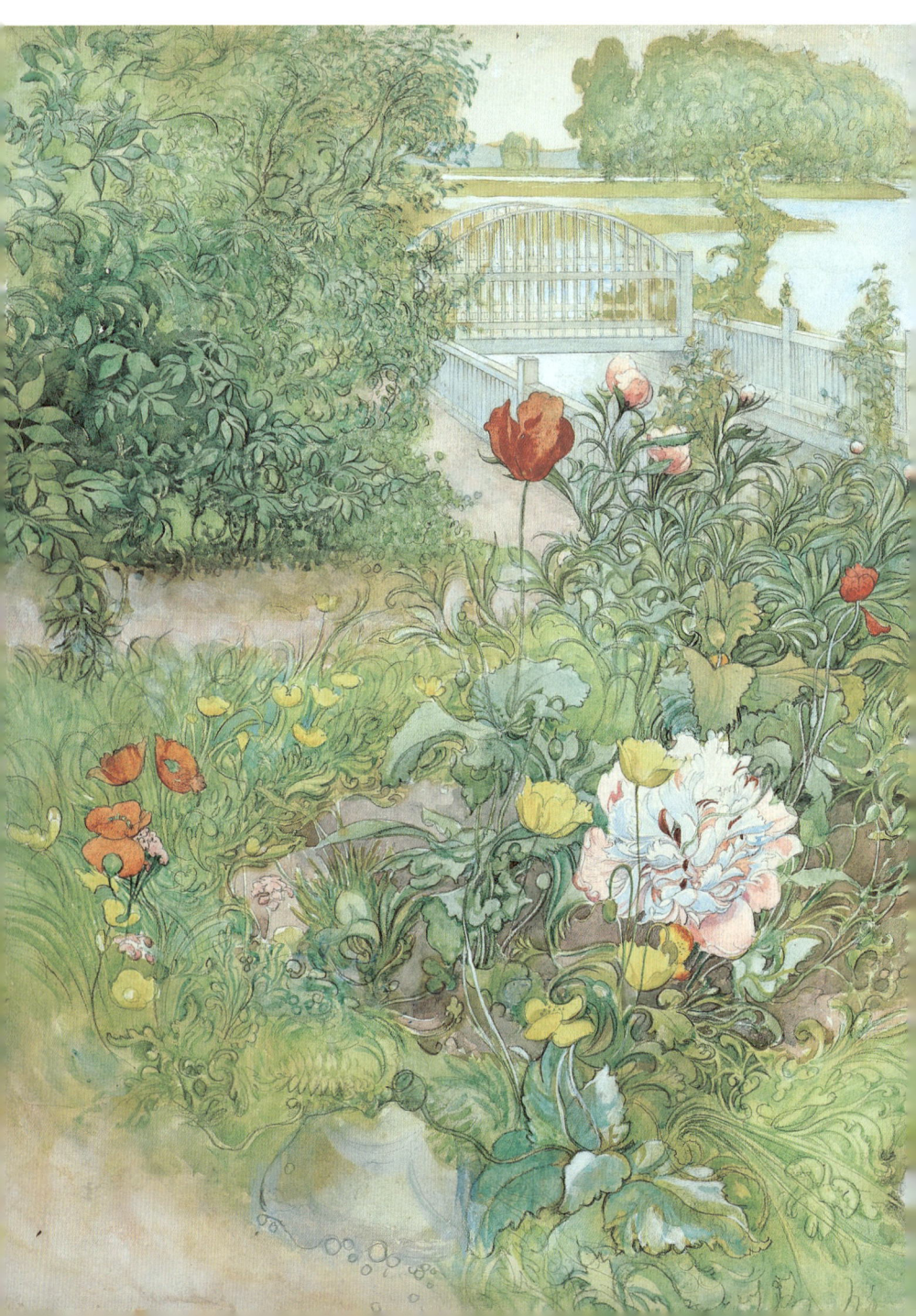

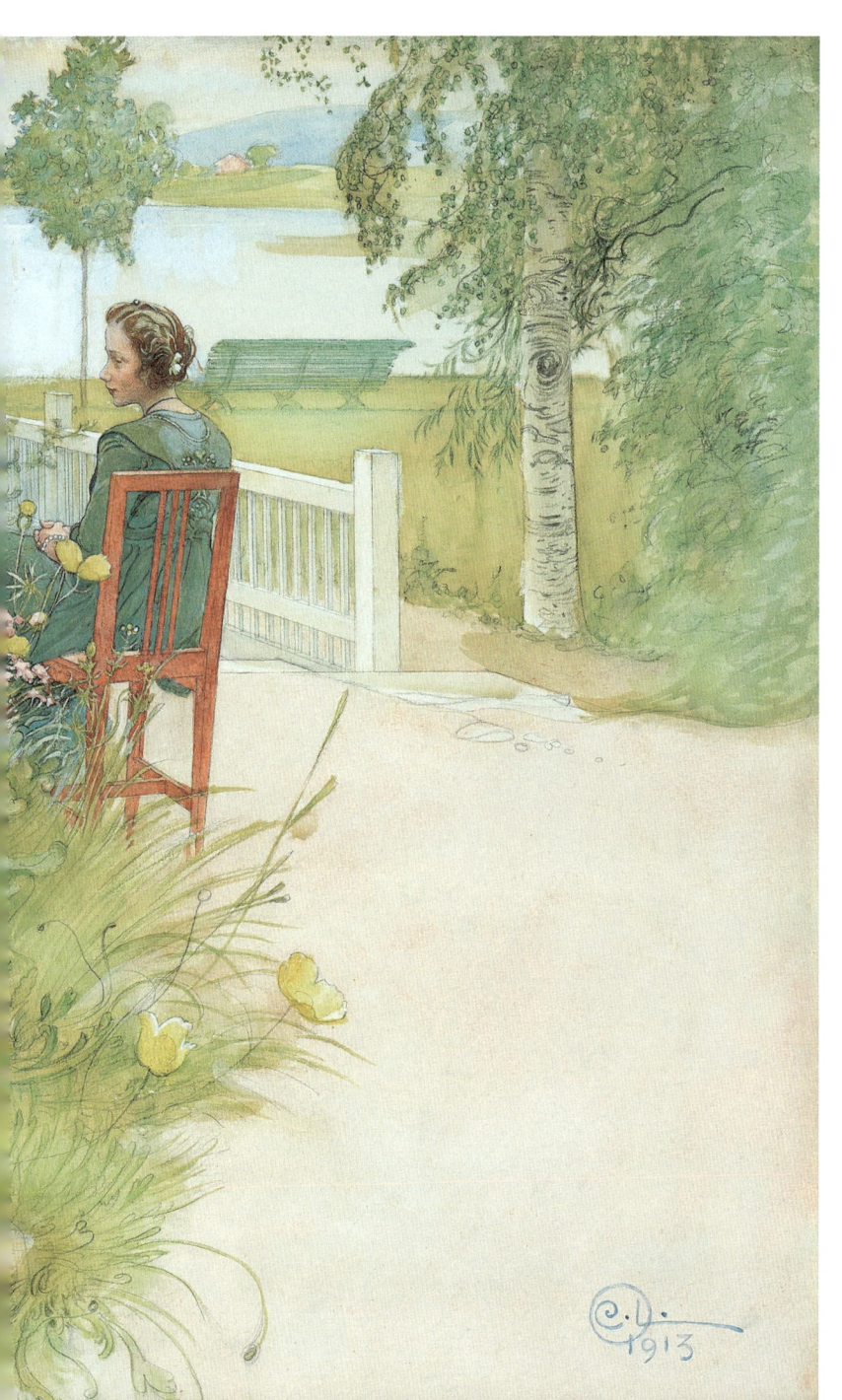

칼 라르손, 선드보의 여름날에 한 소녀
Carl Larsson, Summer in Sundborn Girl in a Garden

Day 65

여성에게 있어 자궁은

체온조절을 도와주는 특별한 보일러다.

독소와 노폐물을 배출해주는 중요한 기관이다.

난소는 갑상선과 함께

지방분해를 촉진하는 호르몬이 나온다.

남성보다 여성이 평균 수명이 높은 것은

자궁의 다양한 기능 덕분이다.

자궁이야말로 독소와 노폐물을 배출하고

채소·과일식을 하면 반드시 회복하는

생명력 있는 기관이다.

Day 66

몸에 장애가 없어도
마음이 괴로우면 불행하다.
장애가 있더라도 마음이 편안하면
행복한 삶을 산다.
인생은 행복 속에 불행이 있고
불행 속에서도 행복이 있다.
모든 행복과 불행은 상황이 아닌
내 마음에서 결정됨을 깨달아야 한다.

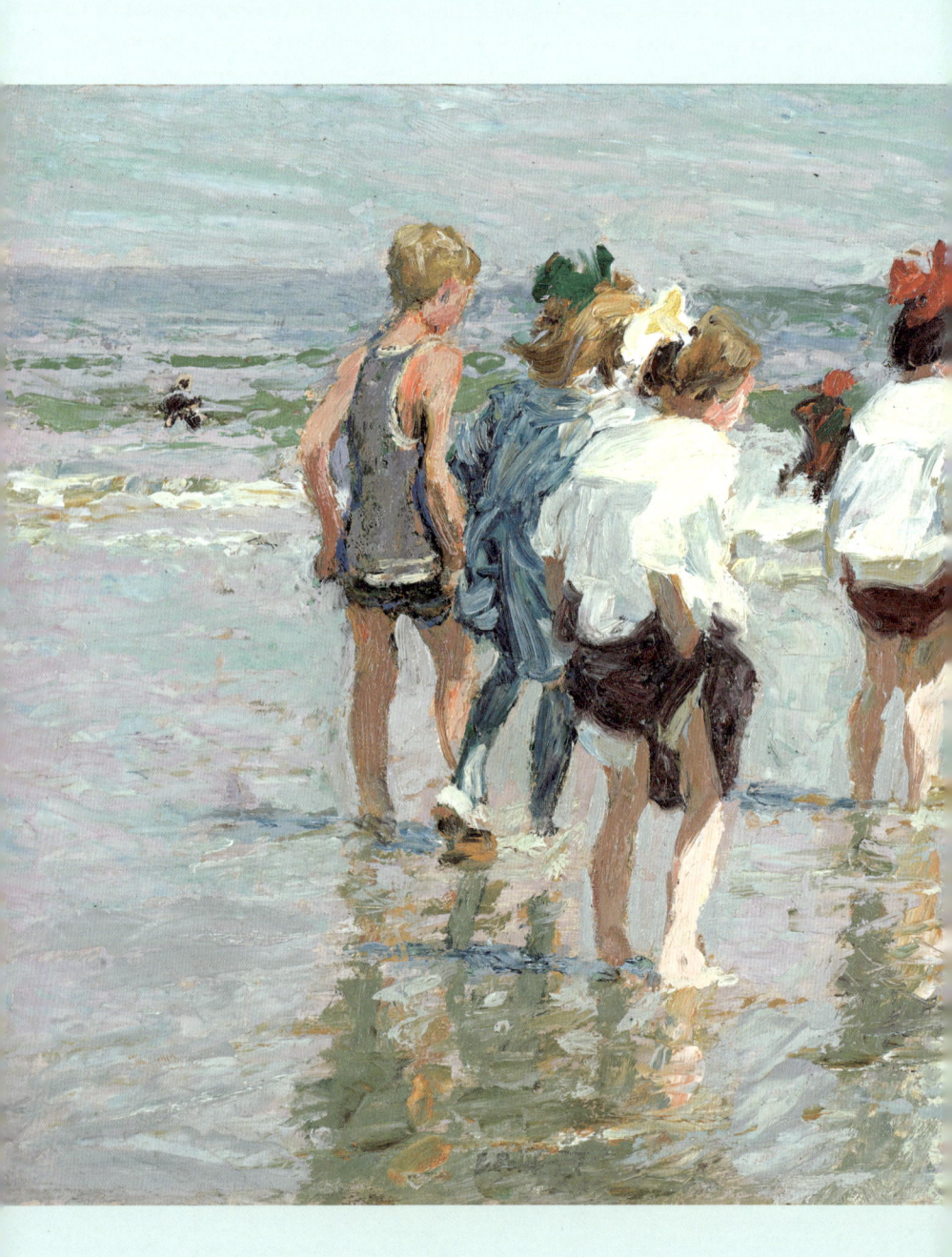

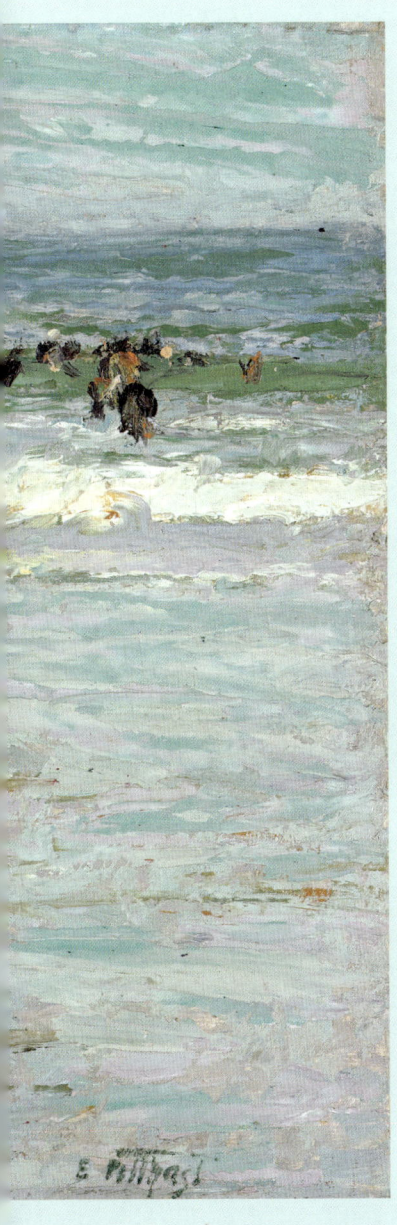

에드워드 헨리 포타스트, 여름날, 브링턴 해변
Edward Henry Potthast, Summer Day, Brighton Beach

Day 67

당신은 어떤 삶을 살고 싶은가?

무엇을 택하든 모두 자신의 선택이다.

다만 중요한 것은

누군가 원하는 방식대로 살지 않고

자신이 원하는 삶을 선택하고,

그에 책임을 지는 것이다.

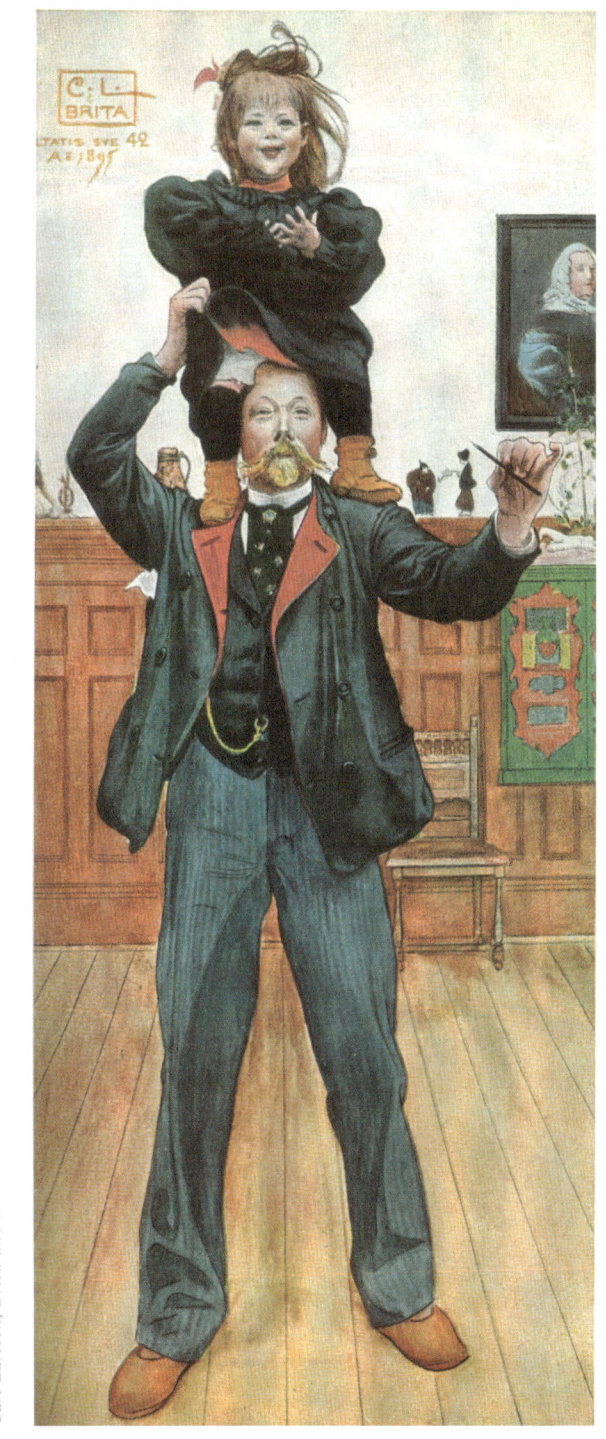

칼 라르손, 브리타와 나
Carl Larsson, Brita and I

Day 68

설령 불행한 일이 눈앞에 닥치더라도

왜 나한테만 이런 일이 생겼을까 원망하고,

화 내면서 이유를 찾는 데

시간과 에너지를 쓰기보다

내가 살아있다는 것 자체에 감사하는 자세에서

다시 시작할 수 있어야 한다.

마음이란 언제나 시시각각 변하기 때문에

내가 제대로 돌보지 않으면

언제든 고삐 풀린 망아지처럼

방향을 잃어버릴 수 있다.

지금부터라도

내 마음을 돌보는 습관을 가져보자.

Day 69

진정한 인생의 주인은 바로 나다.

모든 것이 다 잘되기를 바라는 인생과

안될 수도 있는 것이 인생이라고 생각하면서

과정을 즐기는 인생의 차이를 알아야 한다.

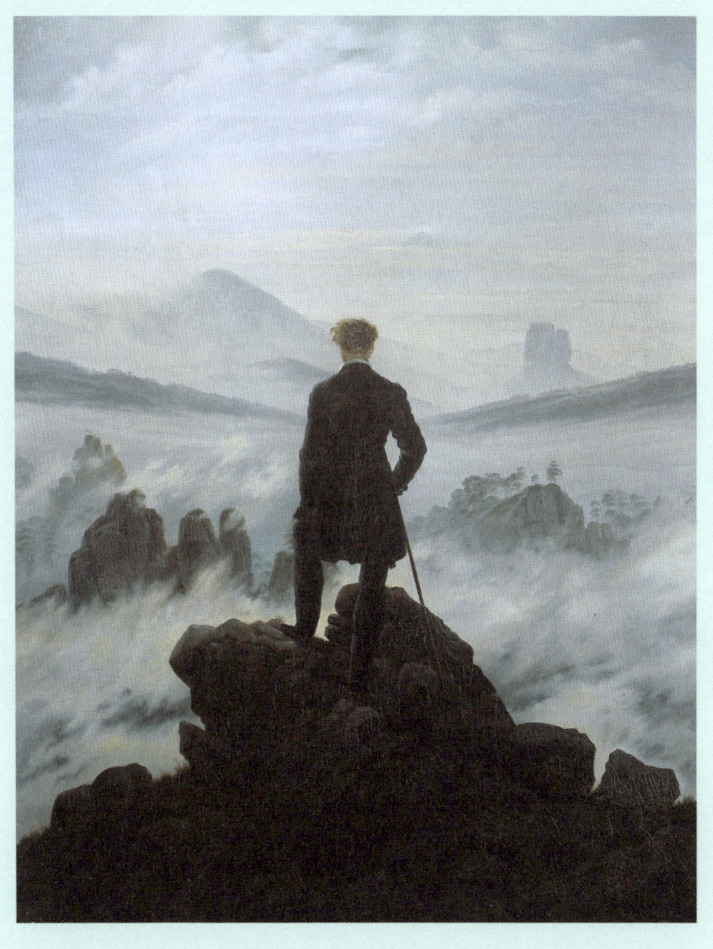

카스파르 다비드 프리드리히, 안개 바다 위의 방랑자
Caspar David Friedrich, Wanderer above the Sea of Fog

Day 70

미라클 모닝 같은 성공 공식이

나에게 맞다면 그것을 취하면 되고,

그렇지 않다면 애써 거기에

자신을 끼워 맞출 필요가 없다.

나만의 성공 공식을 만들어가면 그뿐이다.

중요한 것은 자기 자신을 제대로 아는 것이 먼저다.

다양한 경험을 하면서 내가 누구인지,

무엇을 좋아하는지 알아야 하고,

나만의 기준이 필요하다.

Day 71

눈을 감고, 마음속으로
당신이 정말 원하는 것이 무엇인지 떠올려보라.
당신의 마음은
당신이 무엇을 원하는지 분명히 알려줄 것이다.
어느 하나가 당신을 붙잡는다면
그것을 집중해서 들여다보자.

....

....

....

....

....

....

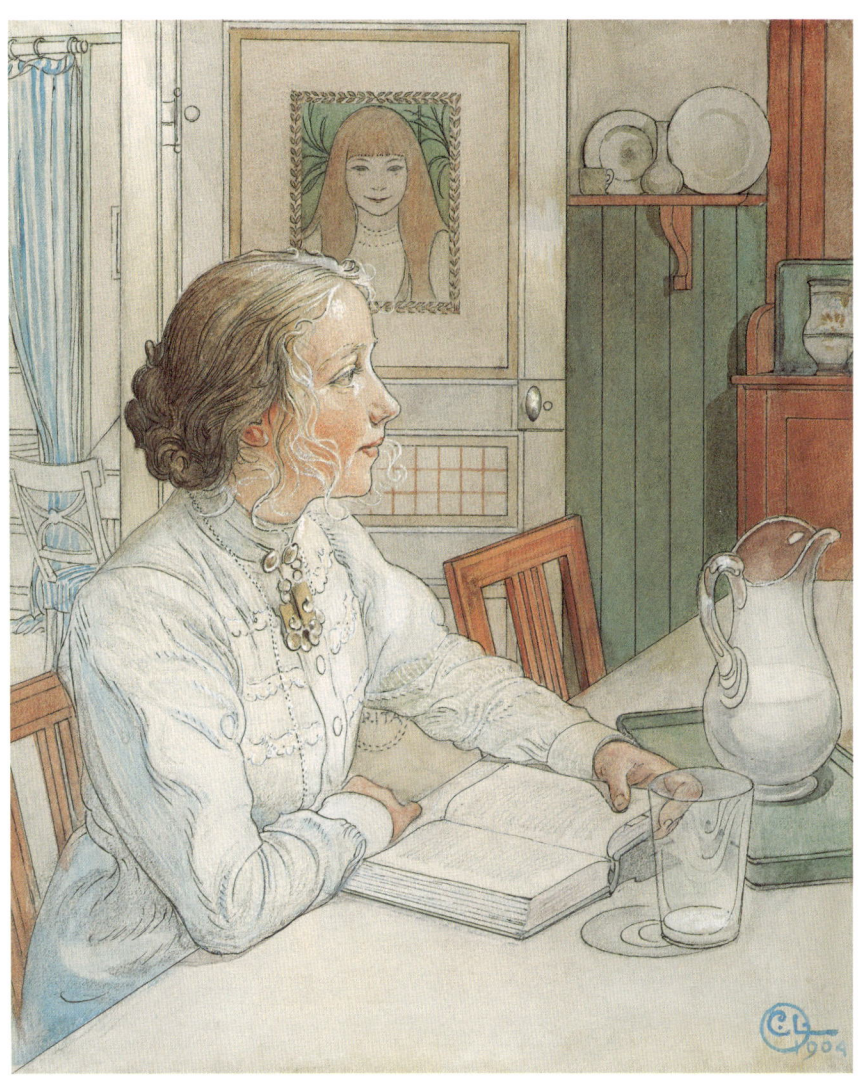

칼 라르손, 나의 큰딸(우유와 책과 수잔)
Carl Larsson, My Elder Daughter(Suzanne with milk and book)

Day 72

당신은 무엇에 가치를 두는가?
어떤 소비가 당신에게
편안함과 즐거움을 느끼게 하는가?
핵심은 단순한 욕망이 아니라
나에게 진정으로 필요한 것이 무엇인지를 아는 것이다.
당신만의 소비 원칙을 세우자.
남들에게 보여주기 위한 소비,
무언가를 과시하기 위해서,
허영과 욕망을 드러내는 소비 대신
내게 진정한 즐거움을 주는 것에 투자해보자.
당신은 무엇을 할 때 즐거운가?

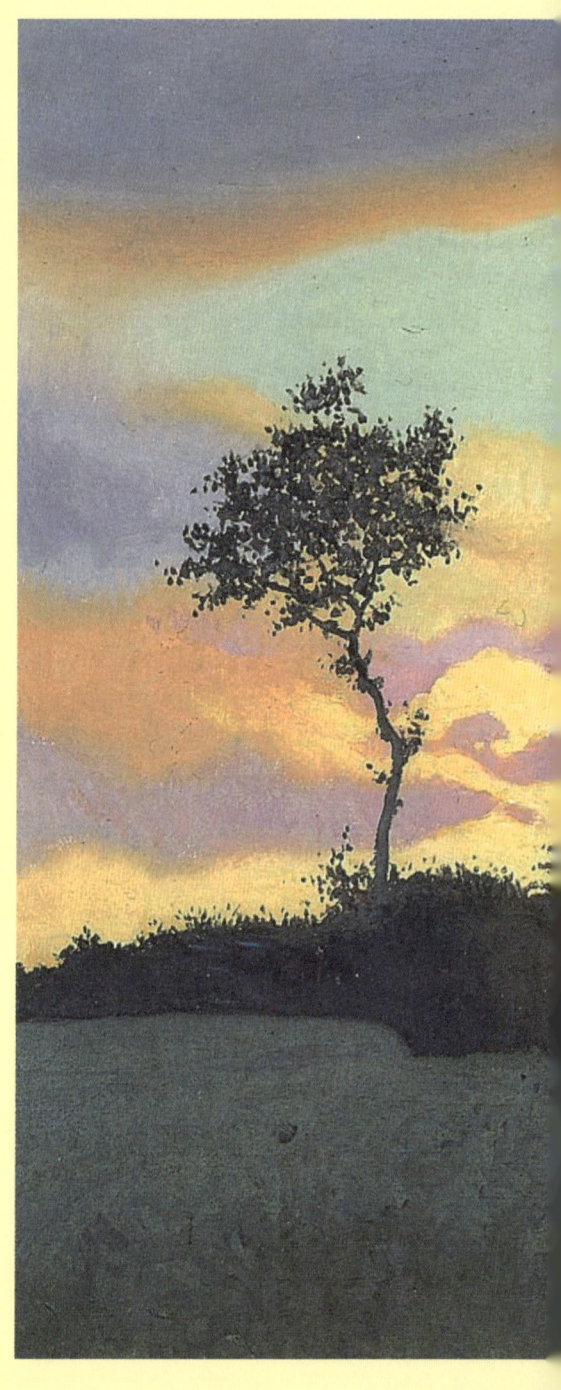

Felix Vallotton, Landscape at sunset
펠릭스 발로통, 해 질 녘 풍경

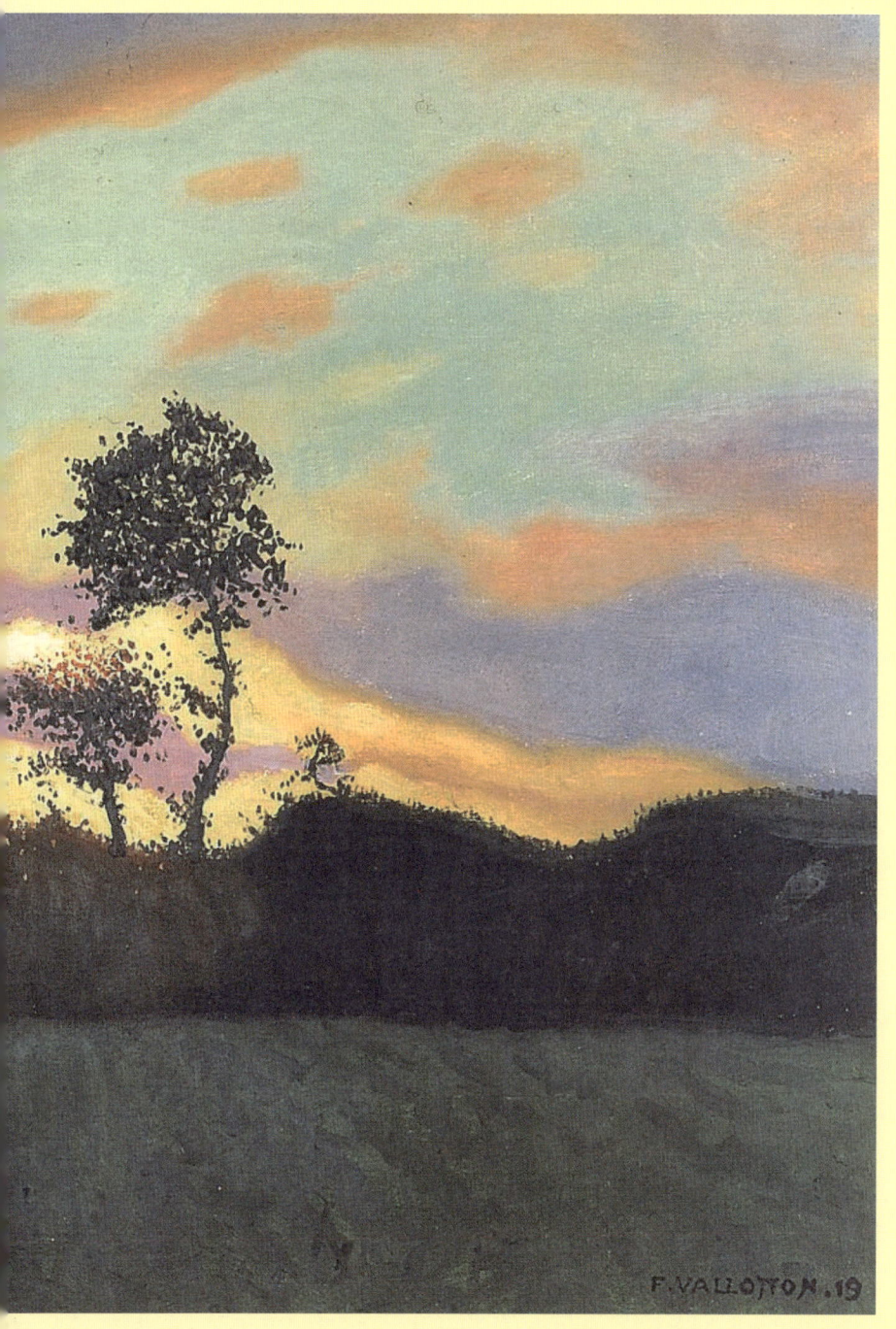

Day 73

몸과 마음은 절대 분리될 수 없다.
기억할 것은 한 가지뿐이다.
죽은 음식을 먹으면 죽고,
살아있는 음식을 먹으면 산다.
마음도 그렇다.
나를 극한으로 밀어붙이며
에너지를 갉아먹을 것인지,
내 에너지를 소중하게 다루면서
살아갈 것인지는 내 선택이다.
자신을 스스로 살리는 제대로 된
몸과 마음의 습관을 익혀야
죽음의 공포나 인생의 불안을 떨쳐낼 수 있다.

Day 74

당신은 어떻게 살고 싶은가?

모두에게 딱 맞는 정답은 없다.

스스로를 한계 상황까지 몰아붙일 필요가 없다.

사업을 하든 직장 생활을 하든

내가 얼마나 감당할 수 있는지는 나만이 안다.

장 프랑수아 밀레, 씨 뿌리는 사람
Jean Francois Millet, The Sower

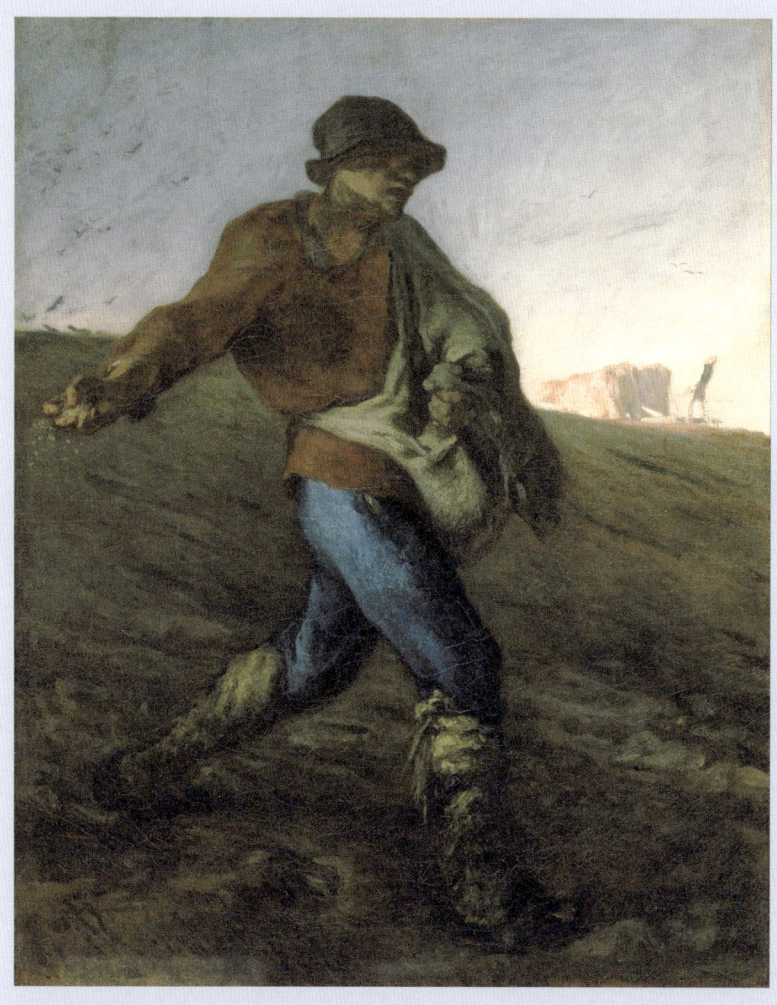

Day 75

모든 것이 다 좋을 수는 없다.
그저 내가 더 잘할 수 있는 선택을 하면 되고,
내 선택에 대한 책임을 지면 된다.
선택한 모든 것이 다 잘될 수 없다는 것만
받아들여도 후회는 덜하다.
내가 더 마음 편하고
잘할 수 있는 것을
선택하면 된다.

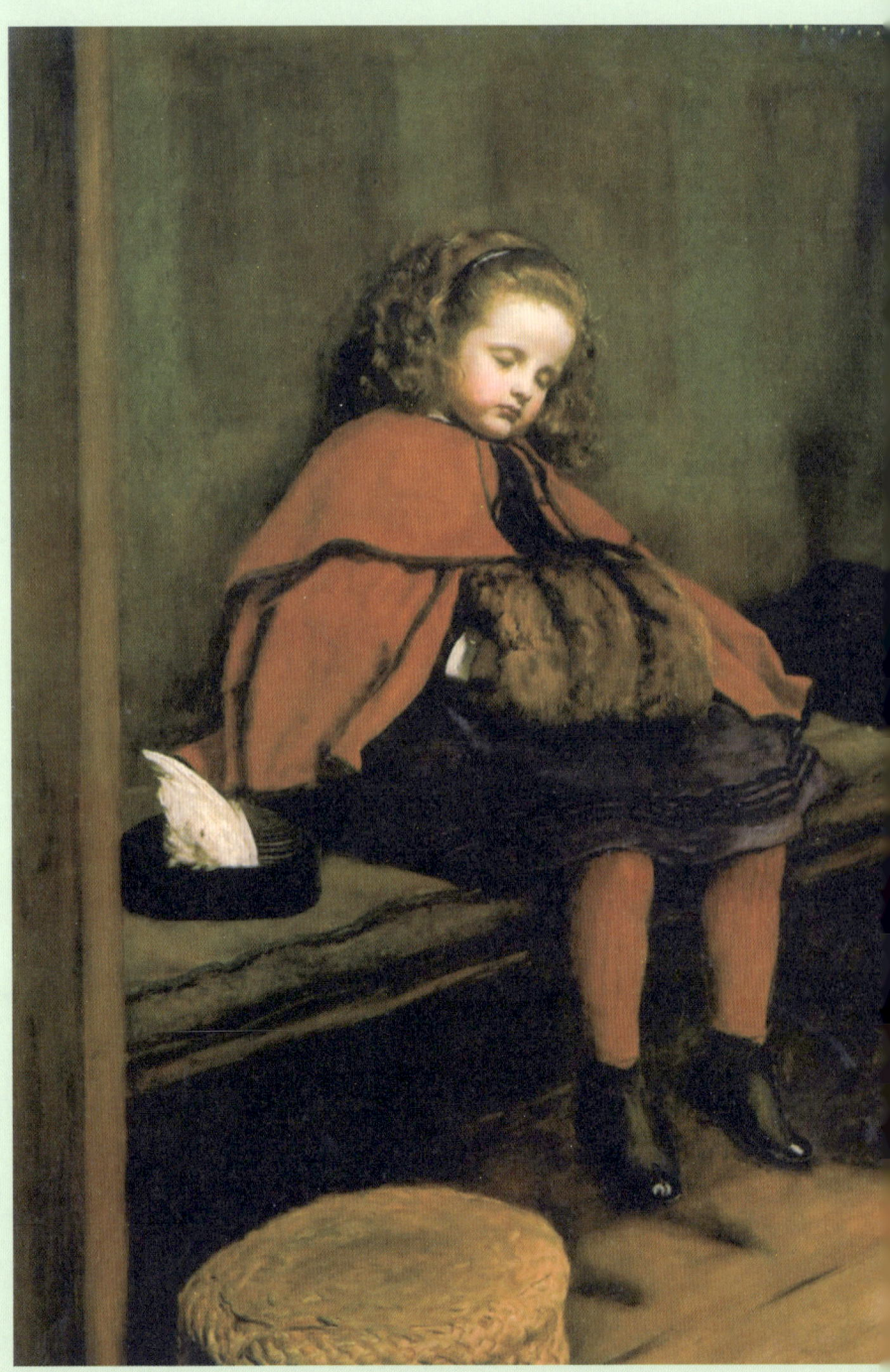

존 에버렛 밀레이, 나의 두 번째 설교
John Everett Millais, My Second Sermon

Day 76

태어나서 100년이라는 시간을 채우고 간다면

그것만큼 성공한 인생이 어디 있겠는가.

그중에 절반인 50년만 아프지 않고,

죽지 않고 살아있는 것 또한 성공한 삶이다.

태어나 지금을 살고 있는 것만으로도

우리는 대단한 존재다.

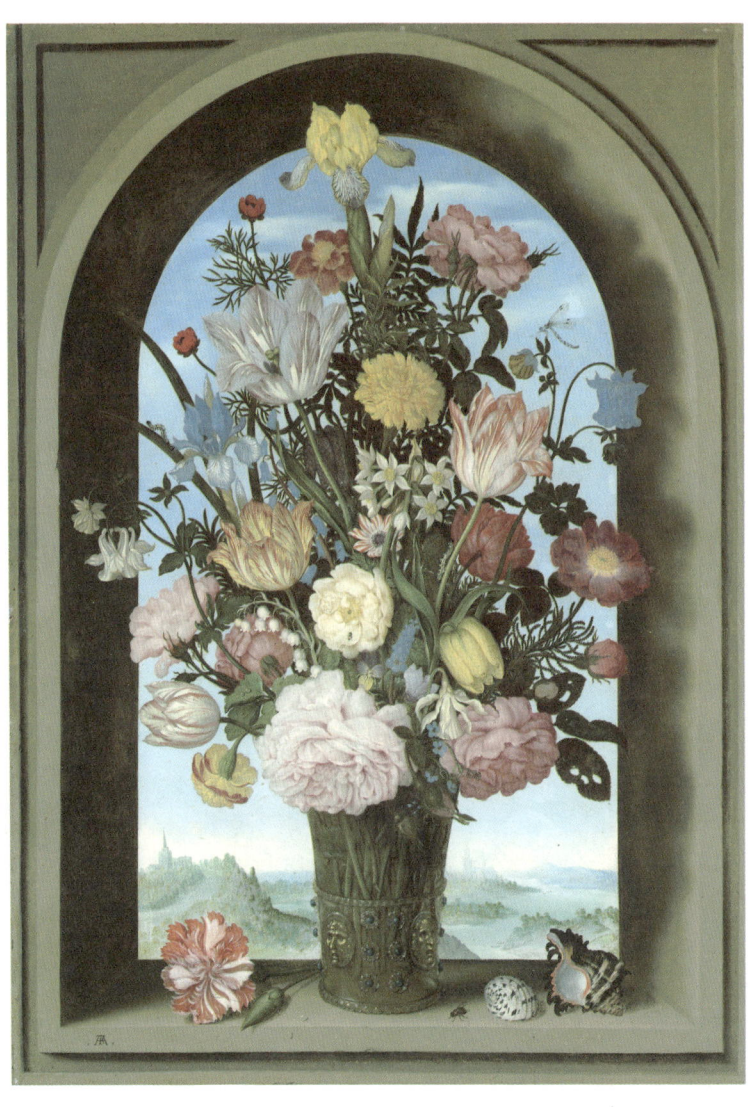

암브로시우스 보스샤르트, 꽃다발

Ambrosius Bosschaert, Bouquet of Flowers

Day 77

현재 내가 가진 삶에 감사할 줄 아는 것이
무언가를 이루는 데 가장 큰 원동력이 된다.
절박함, 열등감, 치열함 등은
힘이 강해 보여도 절대 오래가지 못한다.
결국에는 자존감이 더욱 떨어질 뿐이다.
기억하라.
스스로를 사랑하지 않게 되는
가장 큰 이유는
남과 비교하기 때문이다.

Day 78

건강의 기준은
결코 혈액검사 수치가 아니다.
완벽한 것을 추구하지 않고
욕심을 내려놓은 삶을 살 수 있을 때
진정 건강하고 성공한 인생이라고 할 수 있다.

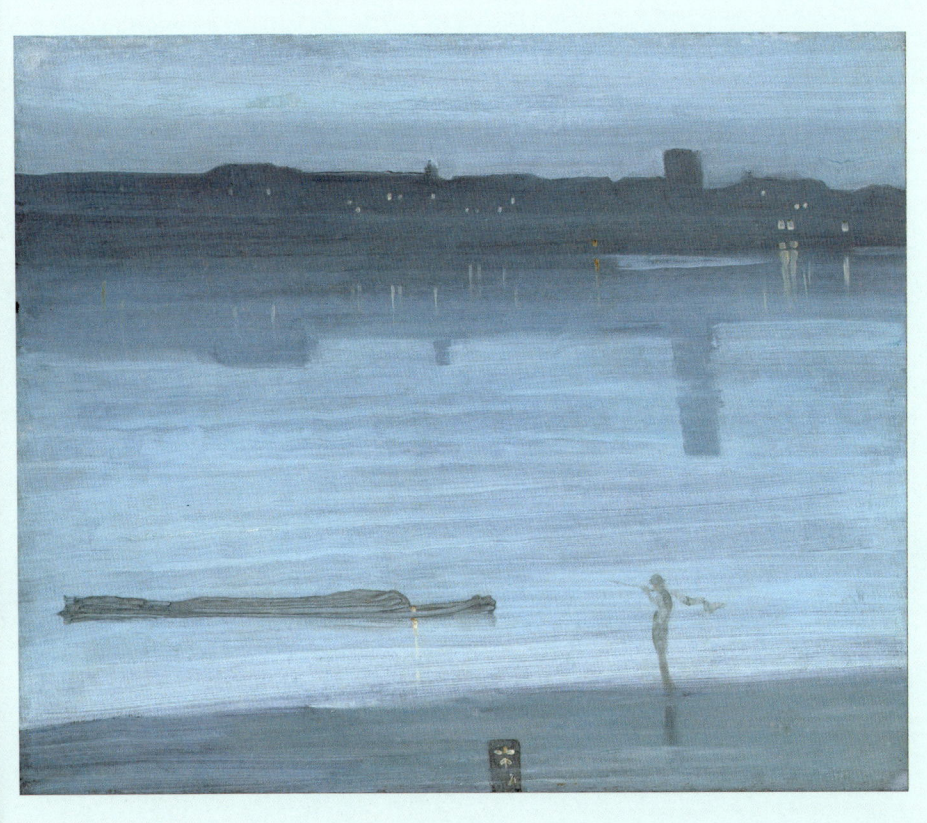

제임스 애벗 맥닐 휘슬러, 녹턴: 파란색과 은색-첼시
James Abbott McNeill Whistler, Nocturne_Blue and Silver-Chelsea

Day 79

건강을 결정하는 것은 크게 3가지다.

음식 60퍼센트, 수면 30퍼센트, 운동 10퍼센트다.

잘 먹고, 잘 자는 것만으로도 치유가 시작된다.

자가 치유 능력을 믿어라.

....
....
....
....
....
....

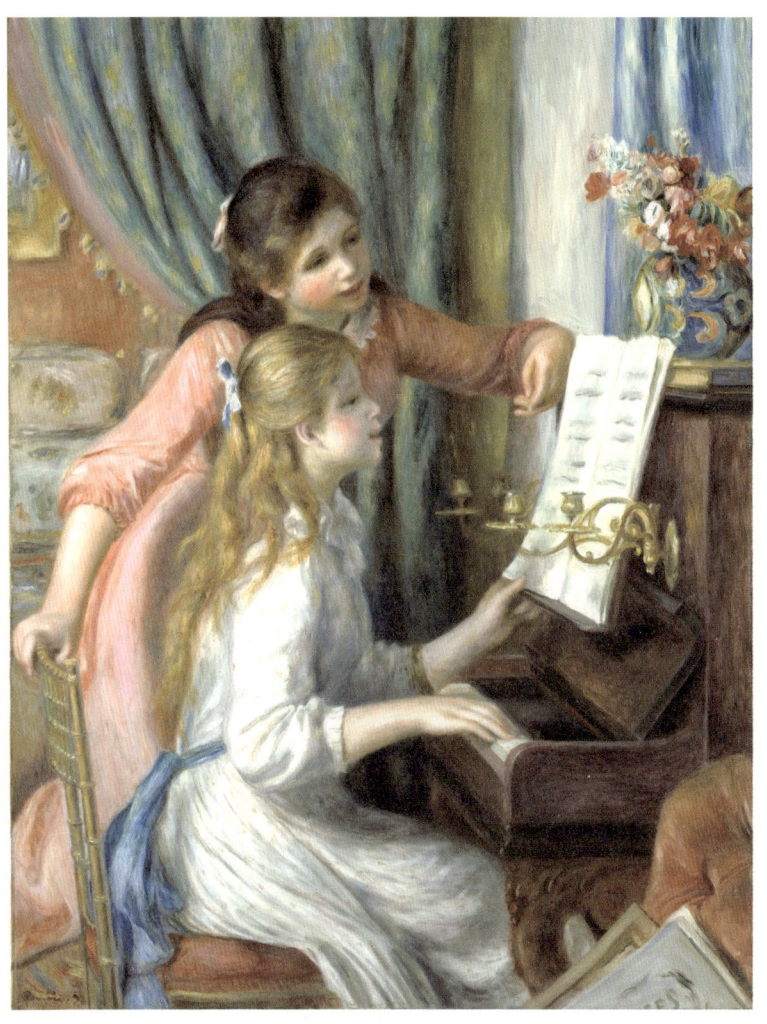

피에르 오귀스트 르누아르, 피아노 치는 소녀들
Pierre-Auguste Renoir, Girls at the Piano

Day 80

마음은 파도처럼 이리저리 흘러 다닌다.
사소한 말 한마디,
상황에 따라서 그때그때 달라진다.
'내 마음인데 왜 내 마음대로 안 될까?'
자기 마음이 왜 그런지
자기 감정의 변화를 알아차리며
그에 대응해나가야 한다.
내 마음의 변화를 알아차리기 위해서는
끊임없는 수행과 정진이 필요하다.

Day 81

잘 자기 위해서는 기본적으로 마음이 편안해야 한다.

끊임없이 불안하고, 해야 할 일들에 쫓기고,

스트레스를 받고 있다면

결코 7~8시간을 잘 수 없다.

'인생 뭐 있나? 나는 잠을 꼭 하루에 7~8시간 잘 거야'라며

마음 편히 자는 사람이 건강하다.

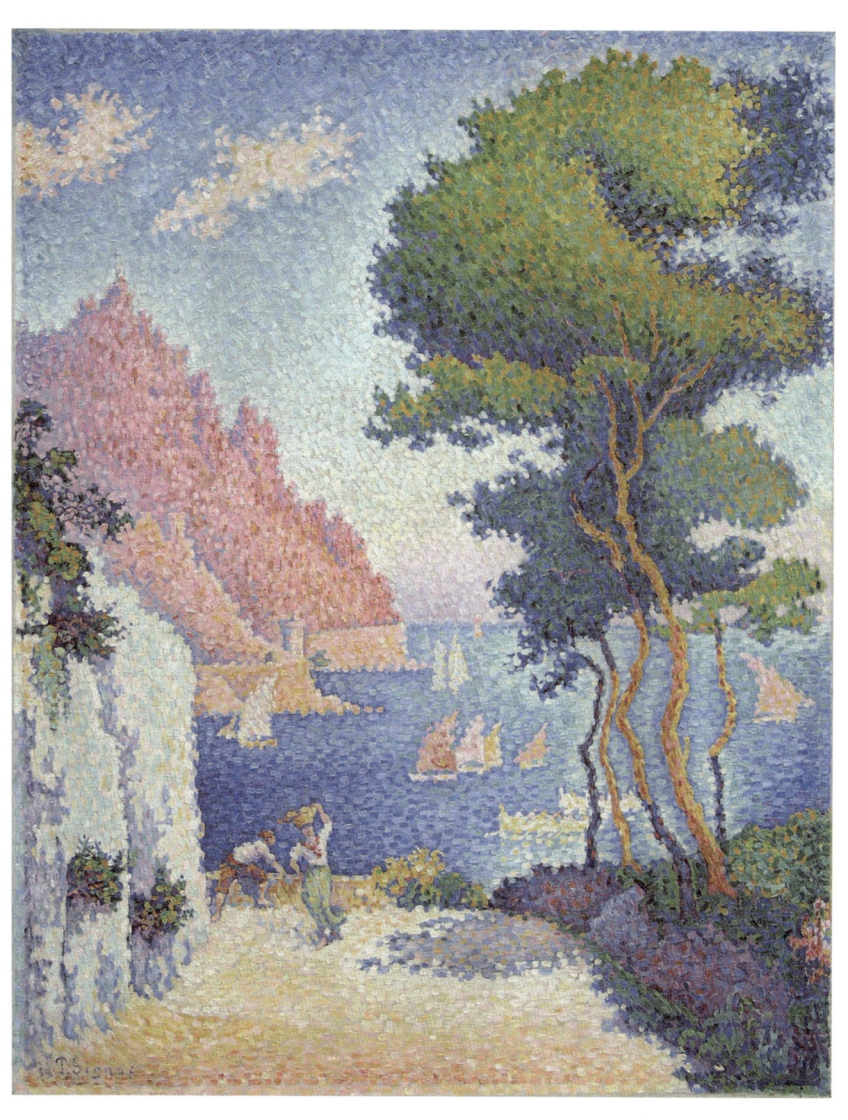

폴 시냐크, 놀리 곶

Paul Signac, Capo di Noli

Day 82

불안해하는 내 모습을 알아차리고
그 이유에 대해
조용히 마음의 소리를 들어보라.
나만 특별히 문제가 있다는 생각에서 벗어나
시간이 지나면 아무것도 아닐 일들로
지금 스트레스를 받고 있다는 걸 스스로 인지하자.
그것이 멀지 않은 곳,
바로 내 곁에 있는 행복을 찾는 방법이다.

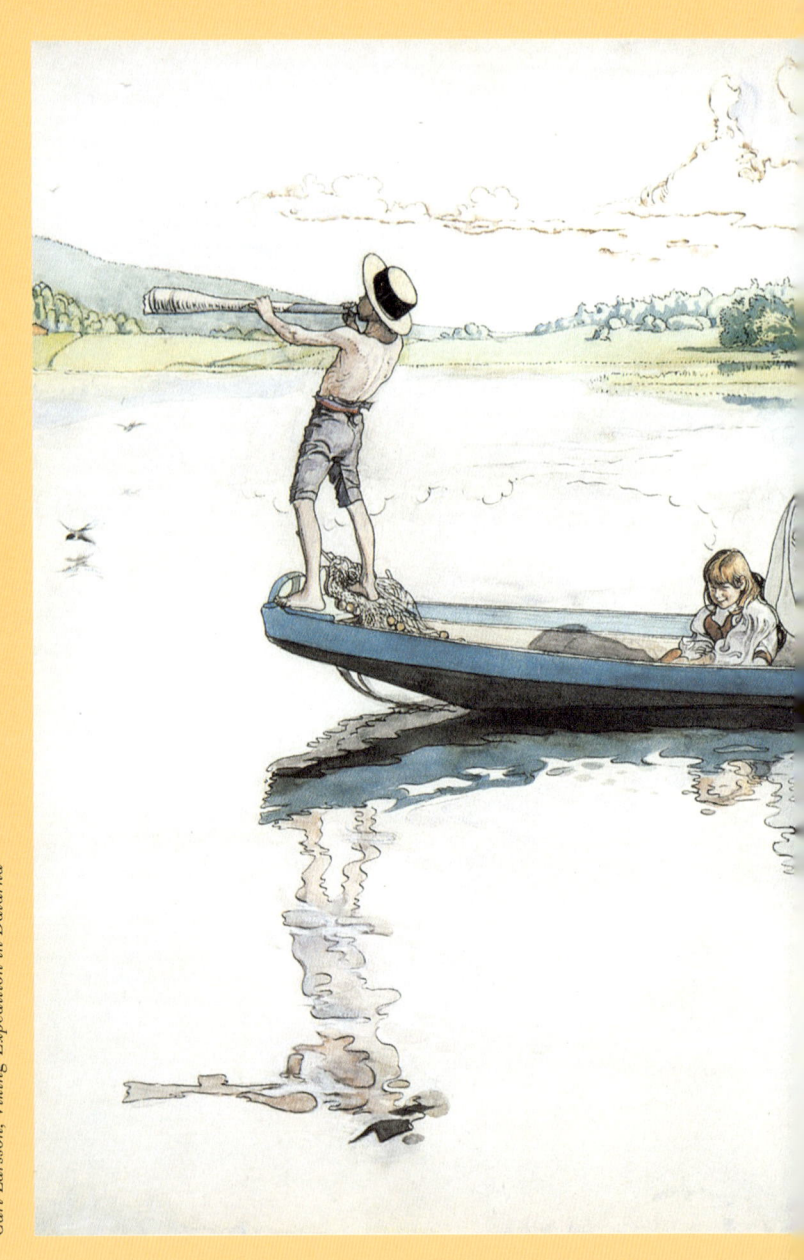

칼 라르손, 달라르나 바이킹 원정대
Carl Larsson, Viking Expedition in Dalarna

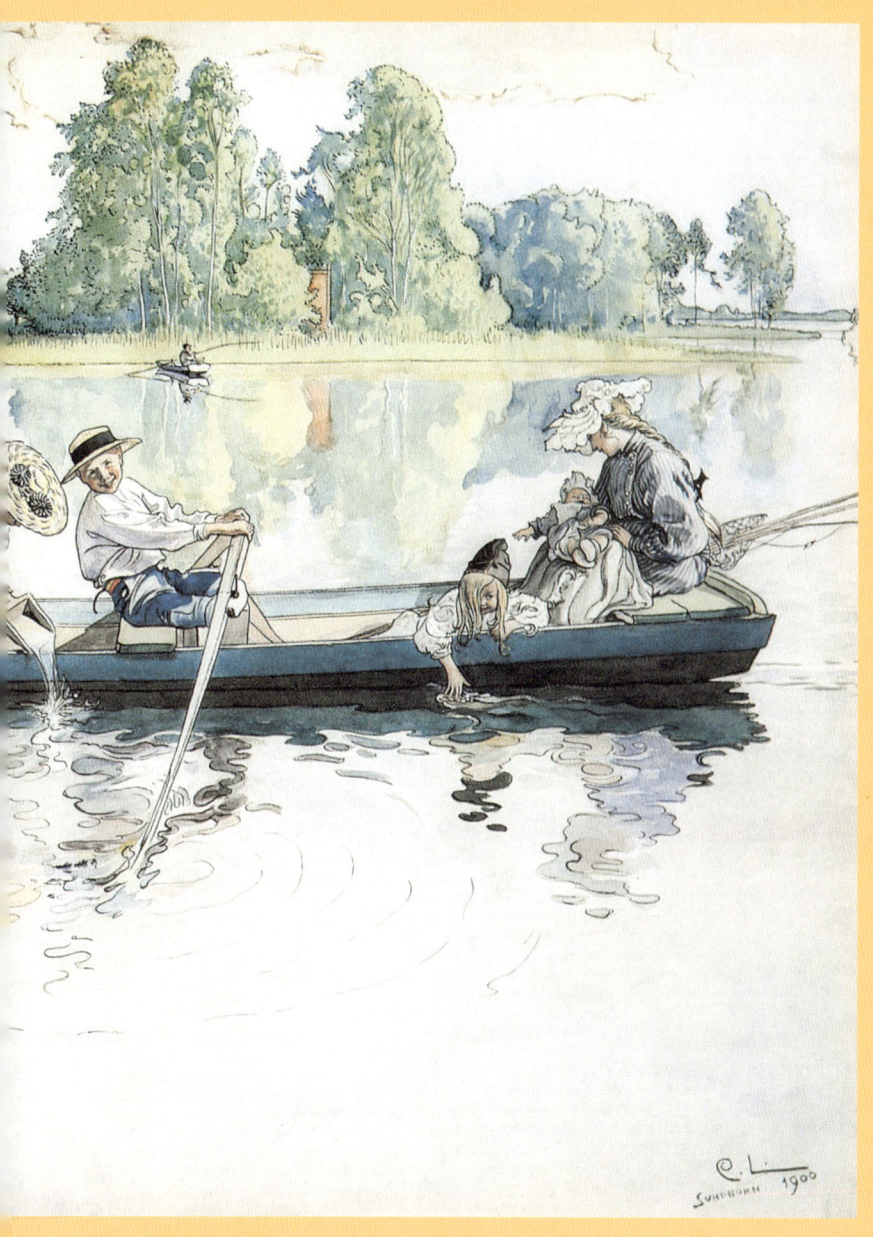

Day 83

인간으로 태어나 주어진 삶이 다하는 그 순간까지
행복하게 살 수 있는 방법은 딱 하나다.
바로 내가 하고 싶은 대로 하면서 사는 것이다.
때로는 하기 싫은 일이 주어질 수도 있다.
그럴 때에도 그 일을
자신이 하고 싶은 방식대로 해볼 수 있다.
회피하지 않는 것.
그것이 바로 행복으로 향하는 방법이다.
내 인생을 대신 살아줄 사람은 아무도 없다.

Day 84

초심은 원래 바뀐다.
마음이란 한결같을 수 없다.
파도가 출렁거리듯
끊임없이 올라갔다 내려갔다 한다.
그 높고 낮음의 폭을 줄여나가는 것이
인생 공부이자 마음공부다.

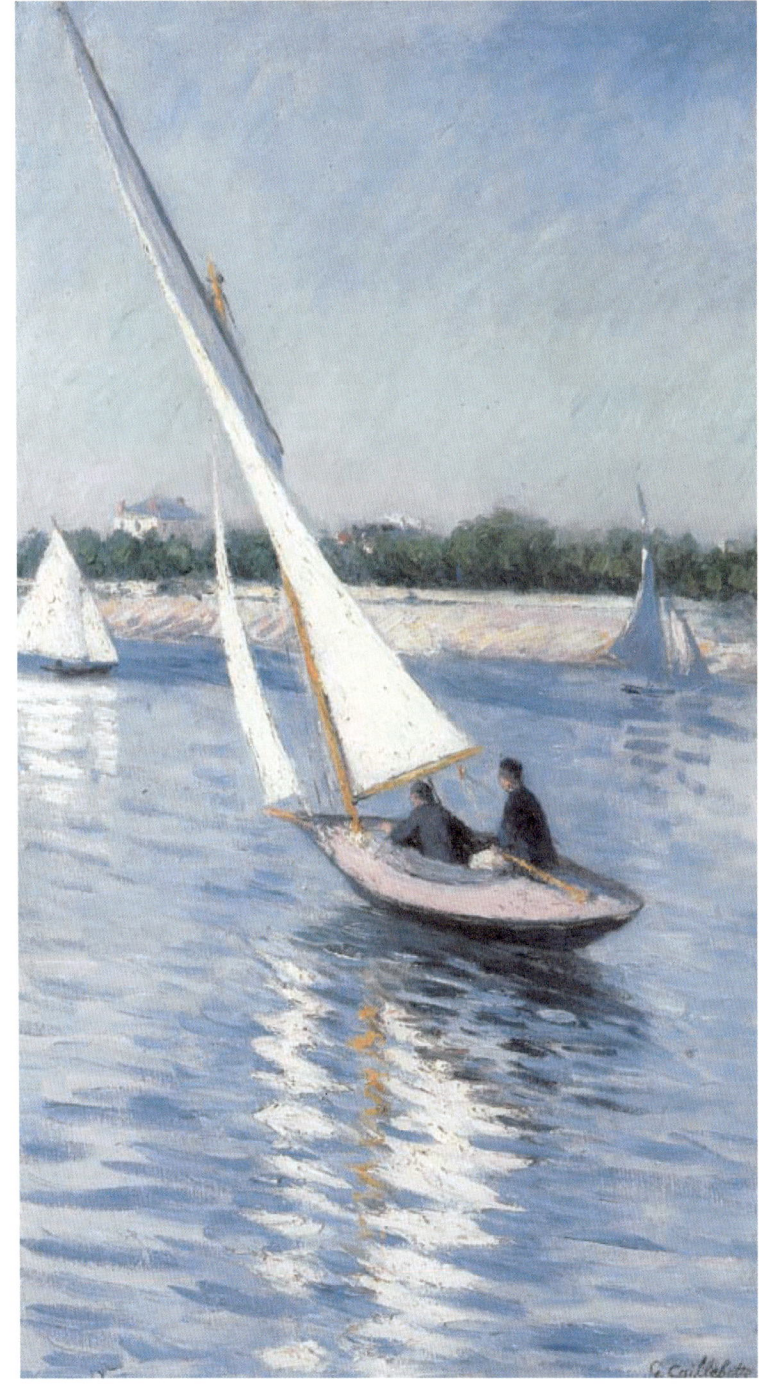

구스타브 카유보트, 아르장퇴유 센강의 돛단배

Gustave Caillebotte, Sailboats on the Seine at Argenteuil(Voiliers sur la Seine à Argenteuil)

Day 85

불안이라는 감정은

자신이 설정해놓은

높은 기준점에 미치지 못할 때 생긴다.

자신의 깜냥에 맞지 않는 것을 원하는 것,

즉 내 욕심과 욕망이 너무 클 때 생겨난다.

인간관계에서도 내가 상대방에게 바라는 것이

너무 많을 때 서운함이 더 커지고,

상대방에게 해준 만큼 돌아오는 게 없다고 생각할 때

초조함이나 화가 쌓인다.

진정한 성장은 마음공부를 통해 괴로움을 줄이는 것이다.

다른 사람들이 좋다고 하는 것을 쫓아가면

마음은 불안해진다.

호아킨 소로야, 해변 산책

Joaquin Sorolla, Strolling along the Seashore

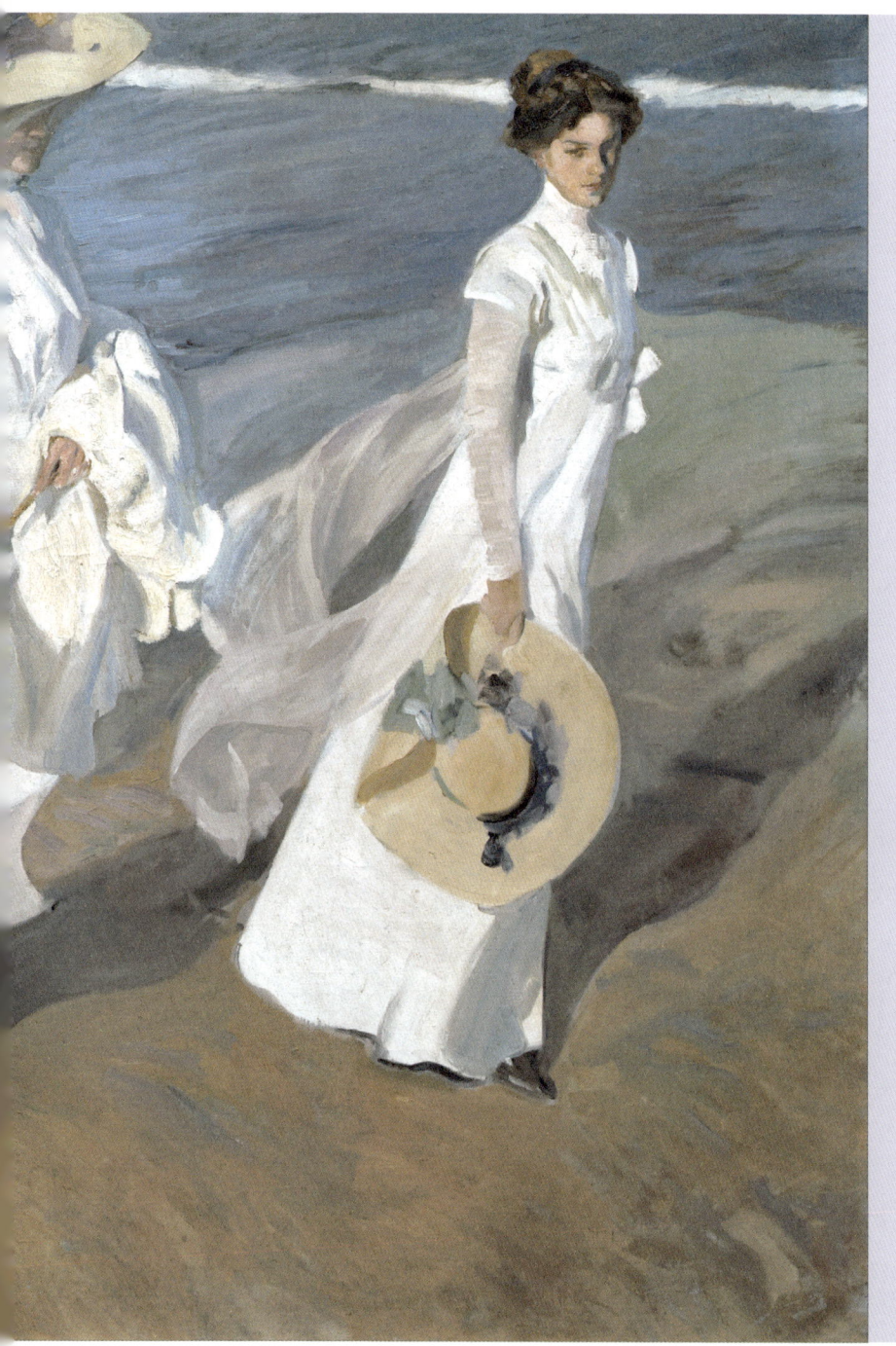

Day 86

화가 나는 마음의 변화를 알아차렸을 때는
물을 한 잔 마셔라.
말 그대로 물을 마셔서
불을 끄는 것이다.
스트레스를 받을 때 술이나 매운 음식 대신
우선 물을 마시는 것만으로도
경직된 몸의 긴장이 풀린다.
그렇게 하면 감정이 앞서지 않고
마음이 차분해진다.

Day 87

우리가 태어나는 데 이유가 없듯이
죽을 이유도 없다.
자연의 섭리처럼 태어나서
자연사든 사고사든 생명이 다하는 순간까지
그냥 사는 게 인생이다.
특별히 살 이유를 찾을 필요도 없는 것이다.
의미 부여를 하고
특별한 존재의 목적을 찾으면서부터
인간의 고통은 더욱 커졌다.

Day 88

진정으로 자유로운 삶이란
하고 싶은 것만을 하는 삶이 아니다.
해야만 하는 일도,
하기 싫은 일도 그냥 할 수 있을 때
비로소 가능해진다.

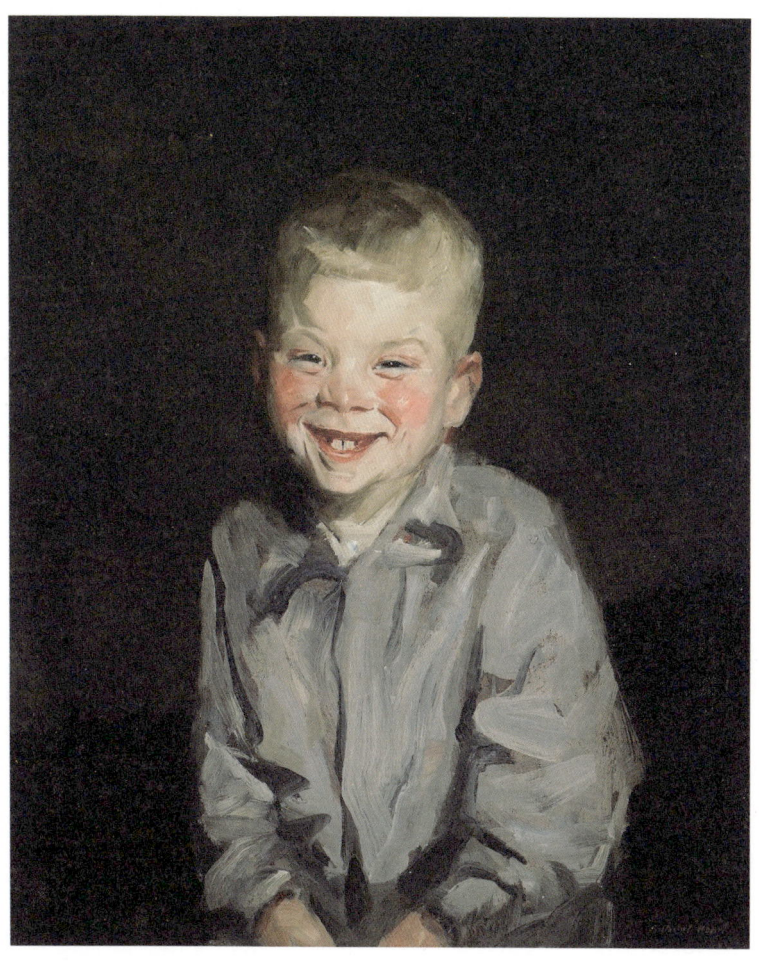

로버트 헨리, 웃는 아이
Robert Henri, The Laughing Boy

Day 89

수행에서 가장 중요한 것은
포기하지 않는 마음이다.
오늘이 어렵다면 내일 다시 시작하면 된다.
그 내일을 맞이할 수 있다는 사실만으로도 감사하다.
좌절하거나 절망하지 않고,
지금 이 모습 그대로의 나를 사랑해주는 일,
그것이 건강에 깊은 울림을 주는 일이다.

Day 90

하루하루 당신이 해낸 일들을 기록해보자.

기록을 통해 평범한 일상에 의미를 부여할 수 있게 되고

감사한 마음으로 시작과 끝을 맺을 수 있다.

복잡하거나 중요한 일들을 해내야 할 때

글이나 생각으로 우선순위를 정리하는

기록 습관이 상황을 헤쳐나갈 수 있는

힘이 되어준다.

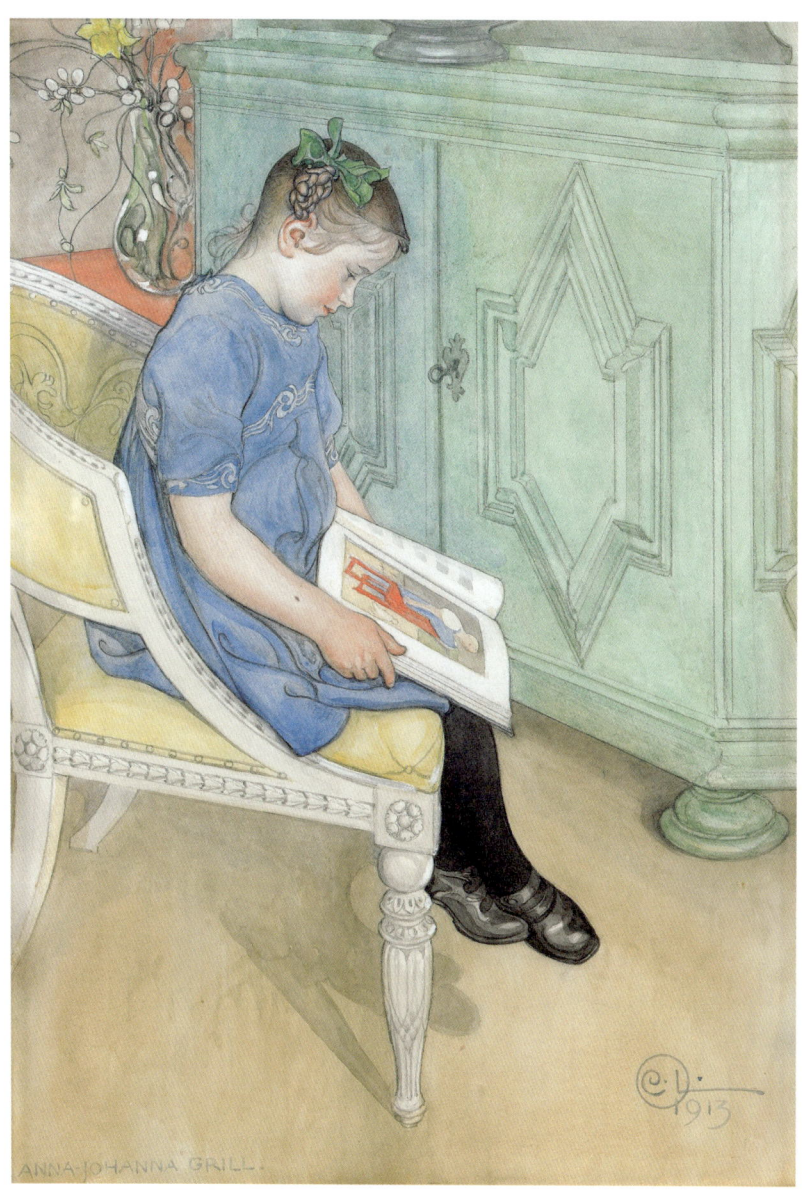

칼 라르손, 칸나 조안나

Carl Larsson, Canna Johanna

Day 91

현재의 우리는 시간의 산물이다.
당신의 오늘을 믿어라.
차곡차곡 당신만의 경험을 쌓으며
마음과 몸을 돌봐라.
너무 작은 것에 집착하지 않으면서
동시에 너무 크게만 보지 않는 것.
바로 '색즉시공色卽是空 공즉시색空卽是色'이며
중도의 길이다.
어떠한 상황에서도 마음의 여유를 잃지 않는 것,
그것이 곧 평온한 마음의 안식을 얻는 방법이고,
지속가능한 행복을 만드는 방법이다.

구스타브 카유보트, 오르막길
Gustave Caillebotte, Rising Road

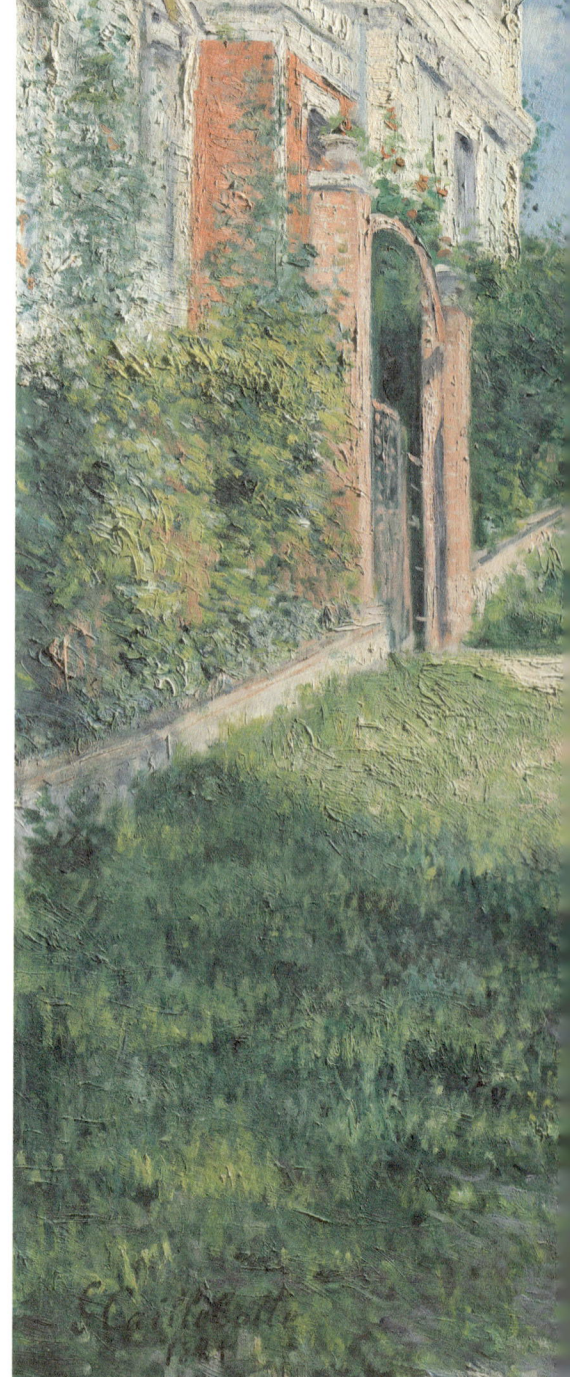

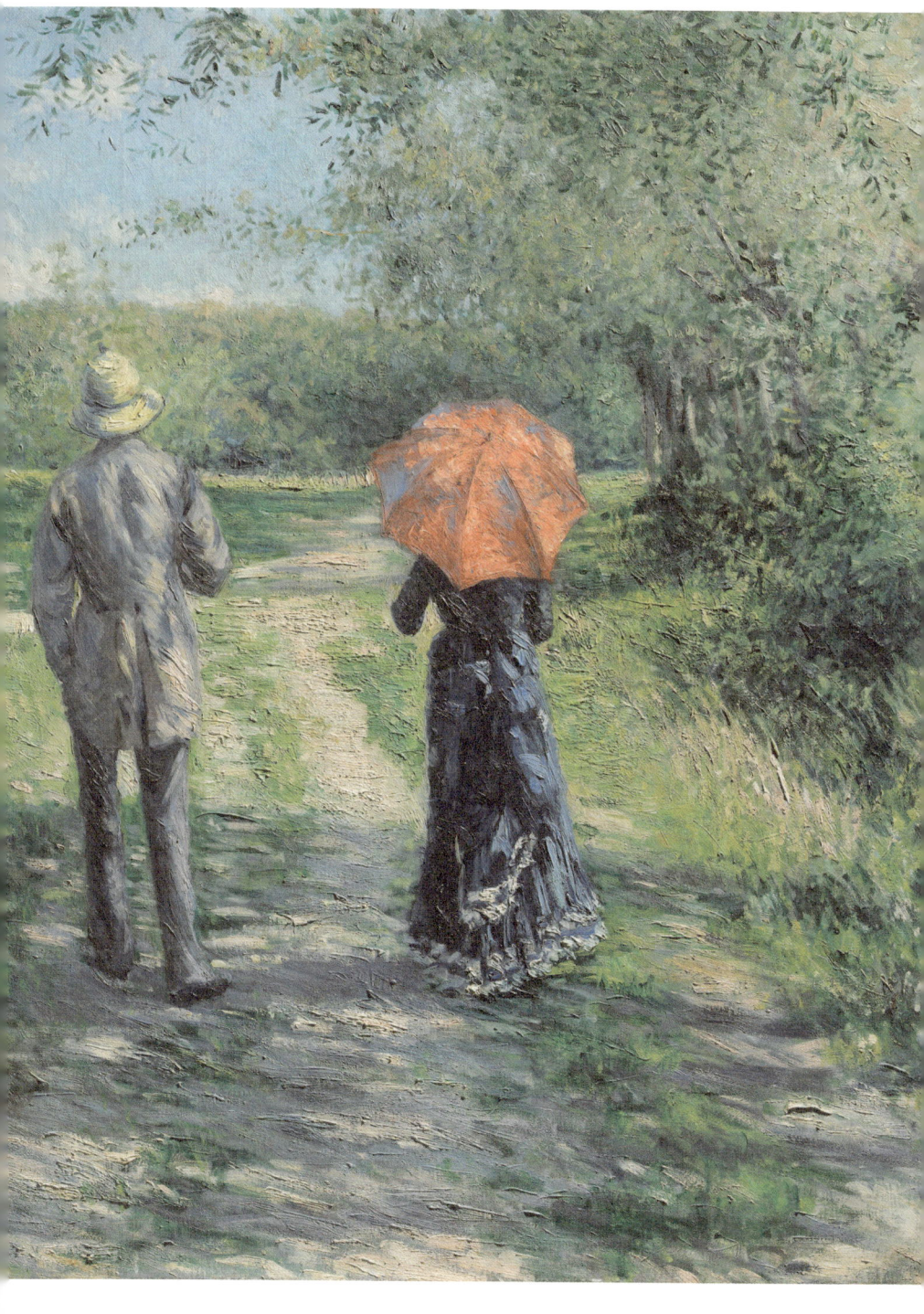

Day 92

암 진단을 받았다면
주어진 내 삶을 돌아보고
다시 태어날 수 있는
절호의 기회가 왔다고 생각하자.
지금 내가 잘 살고 있는지,
내 몸과 마음에 안부를 묻는 시간이다.

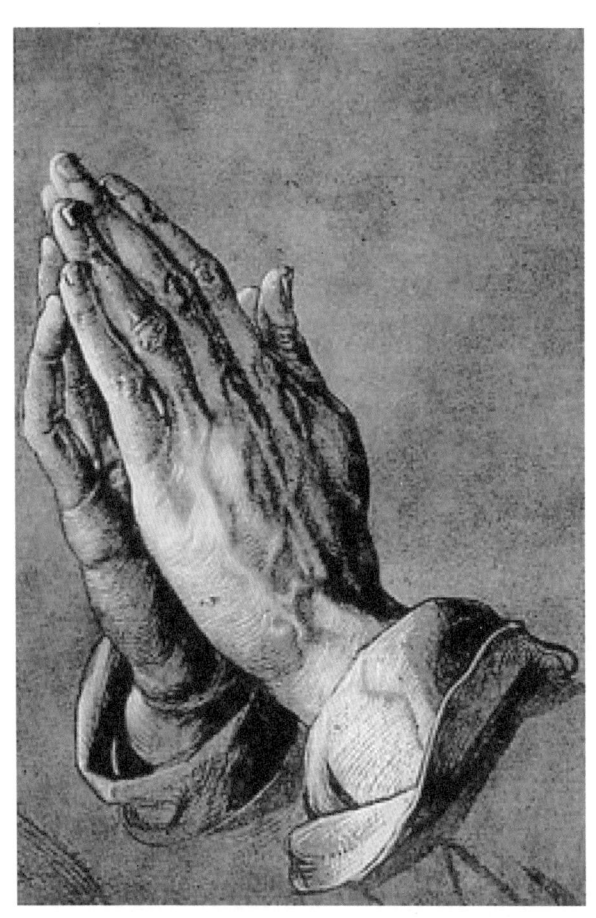

알브레히트 뒤러, 기도하는 손
Albrecht Durer, Betende Hande

Day 93

설령 암 진단을 받았다고 해도
너무 슬픔에 빠져있지 말자.
항암제를 계속 먹어야 할지 말아야 할지
고민하지 말길 바란다.
암을 유발하는 식품들을 멀리하고
내 몸에 긍정적인 영향을 주는
채소, 과일을 먹으면 된다.
지금 이 순간,
살아있는 나 자신을 알아차리고
앞으로 어떠한 삶을 살다가
죽음을 맞이할 것인지
관점을 전환해보는 시간을 갖자.

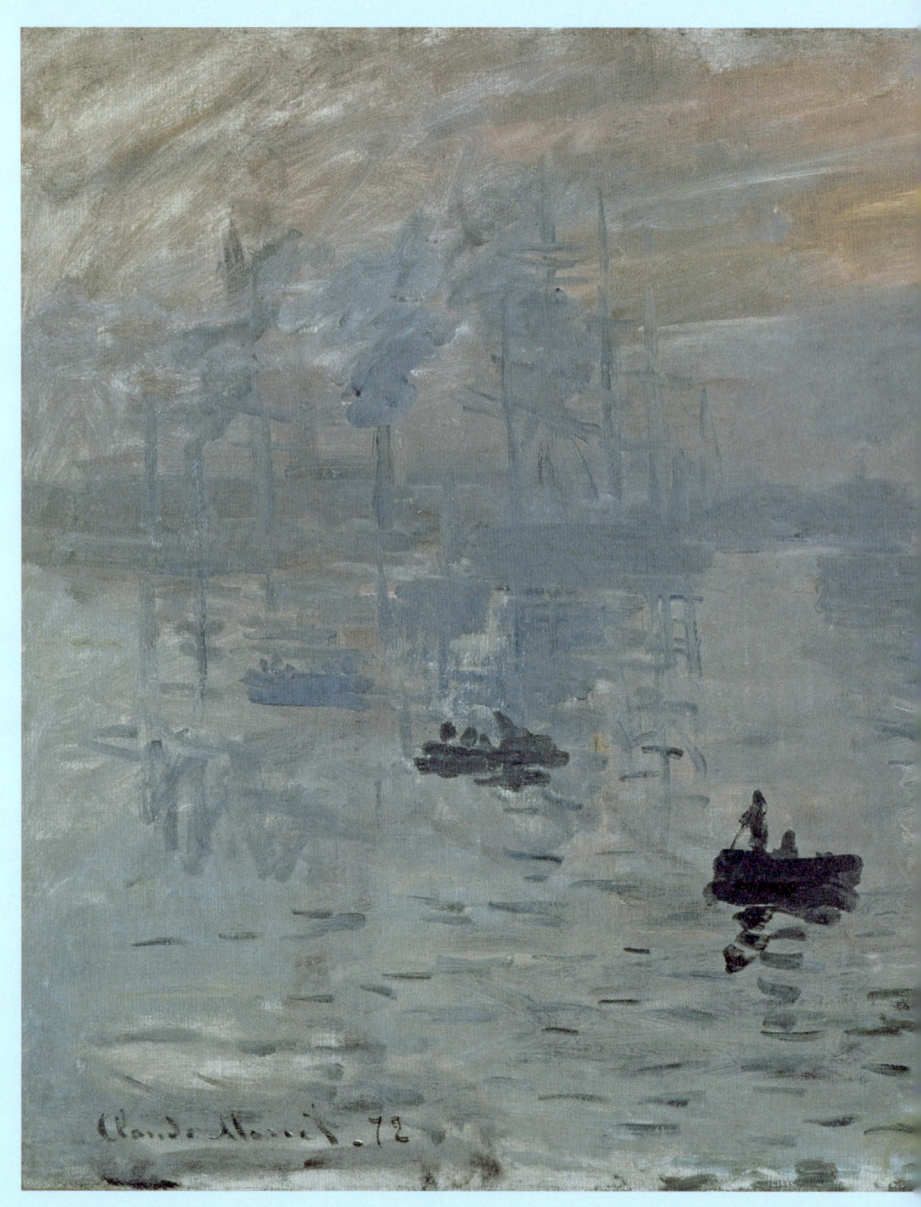

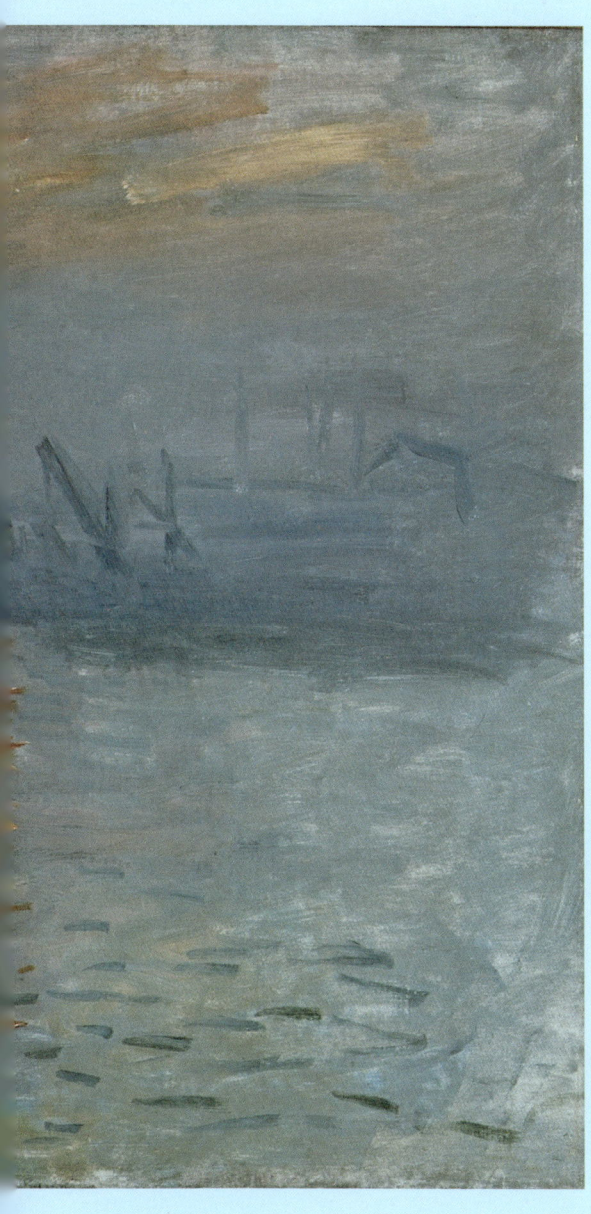

클로드 모네, 인상: 해돋이
Claude Monet, Impression, Sunrise

Day 94

〈암을 예방하는 10가지 습관〉

1. 금주와 금연이다.
2. 튀긴 음식을 먹지 말라.

    음식을 튀길 때 트랜스 지방과 발암물질이 나온다.

3. 고기류를 먹지 말라.

    육류 역시 발암물질이고, 특히 태운 고기는 치명적이다.

4. 가공육을 먹지 말라.

    햄, 소시지, 스팸, 베이컨 등에는

    치명적인 화학 첨가제가 들어가 있다.

5. 탄산음료를 먹지 말라.

    아무리 당류 제로, 칼로리 제로 음료라고 눈속임을 해도

    주성분인 인공감미료 역시 발암물질로 등재되었다.

6. 과자, 아이스크림, 냉동 음식인 편의류 음식을 먹지 말라.

7. 통조림을 먹지 말라.

8. 설탕에 절인 과일을 먹지 말라.

    유자청, 매실청 같은 음식은 멀리해야 한다.

9. 짠 음식을 피하라.

10. 채소와 과일을 먹어라.

    하루 일일 권장 섭취량은 평균 400~500그램 정도다.

Day 95

인생이란 자연의 법칙에 따라
확률적으로 일어날 수 있는
모든 일이 일어나는 것이라고 생각하면
마음을 들볶으며 억울해할 일도,
환경을 탓하며 살아갈 일도 점차 줄어든다.

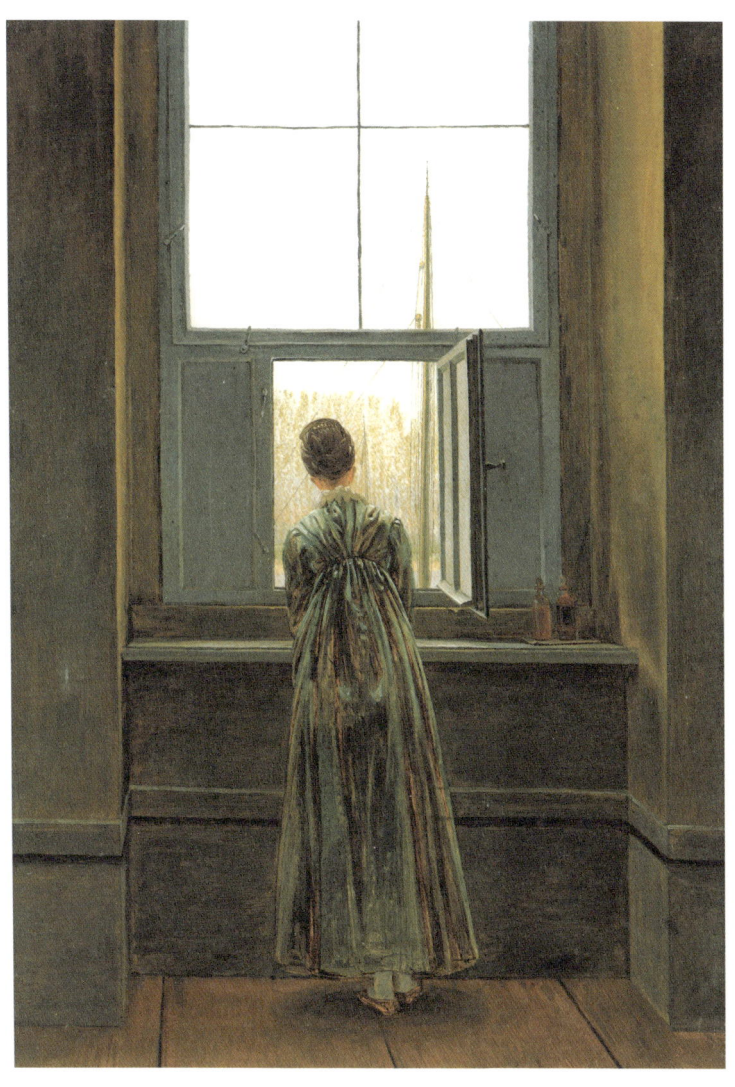

카스파르 다비드 프리드리히, 창가의 여자
Caspar David Friedrich, Woman at a Window

Day 96

가장 소중한 이에게
자신의 감정을 퍼붓지 말자.
너무 많은 기대로
서로에게 족쇄를 채우지 말자.
결국 모든 것은
나 자신의 선택이라는 것을 기억하자.
그렇게 해야 진정한 내면의 평화가 찾아오고,
소중한 가족도 모두 행복해질 수 있다.

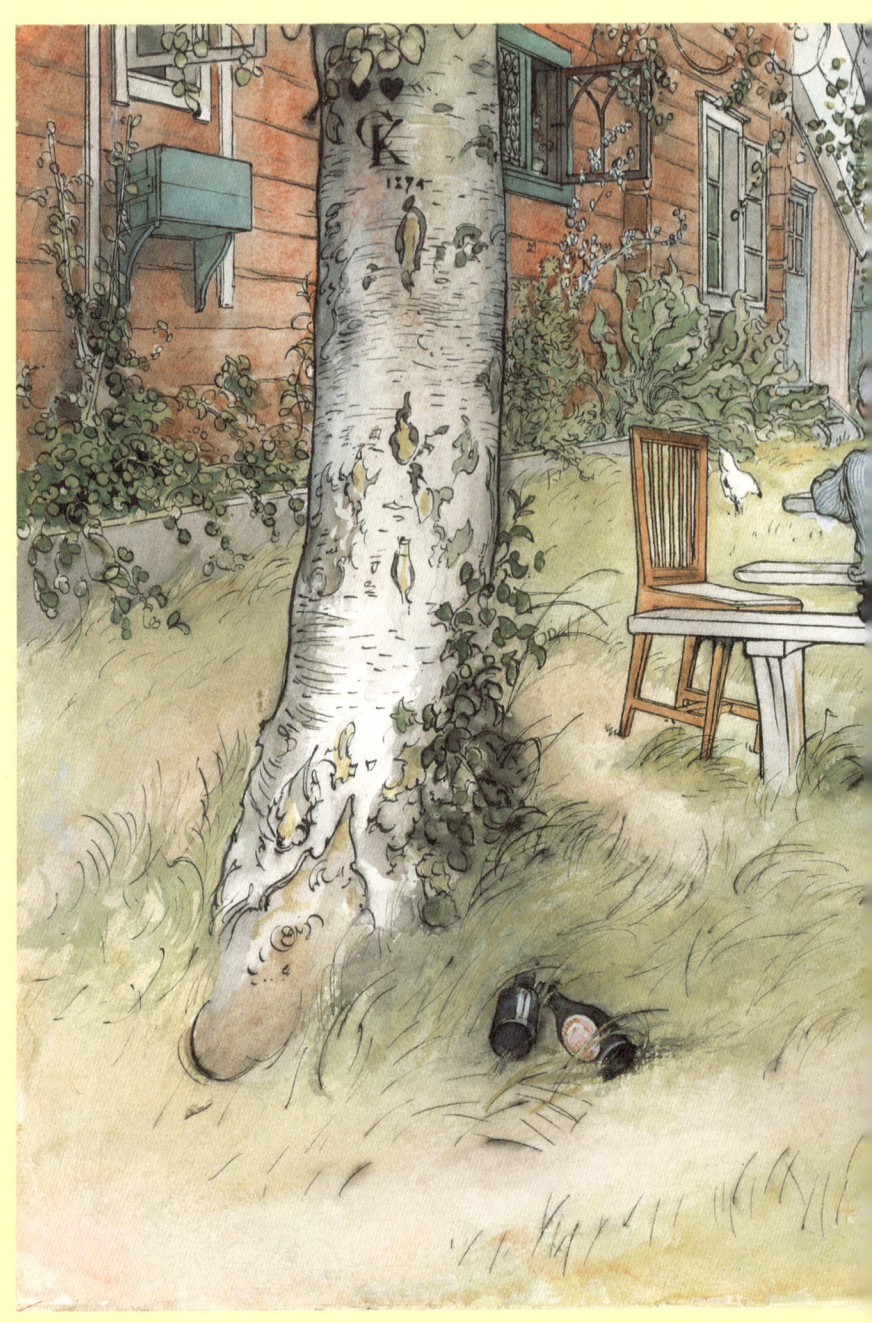

칼 라르손, 커다란 자작나무 아래의 아침 식사

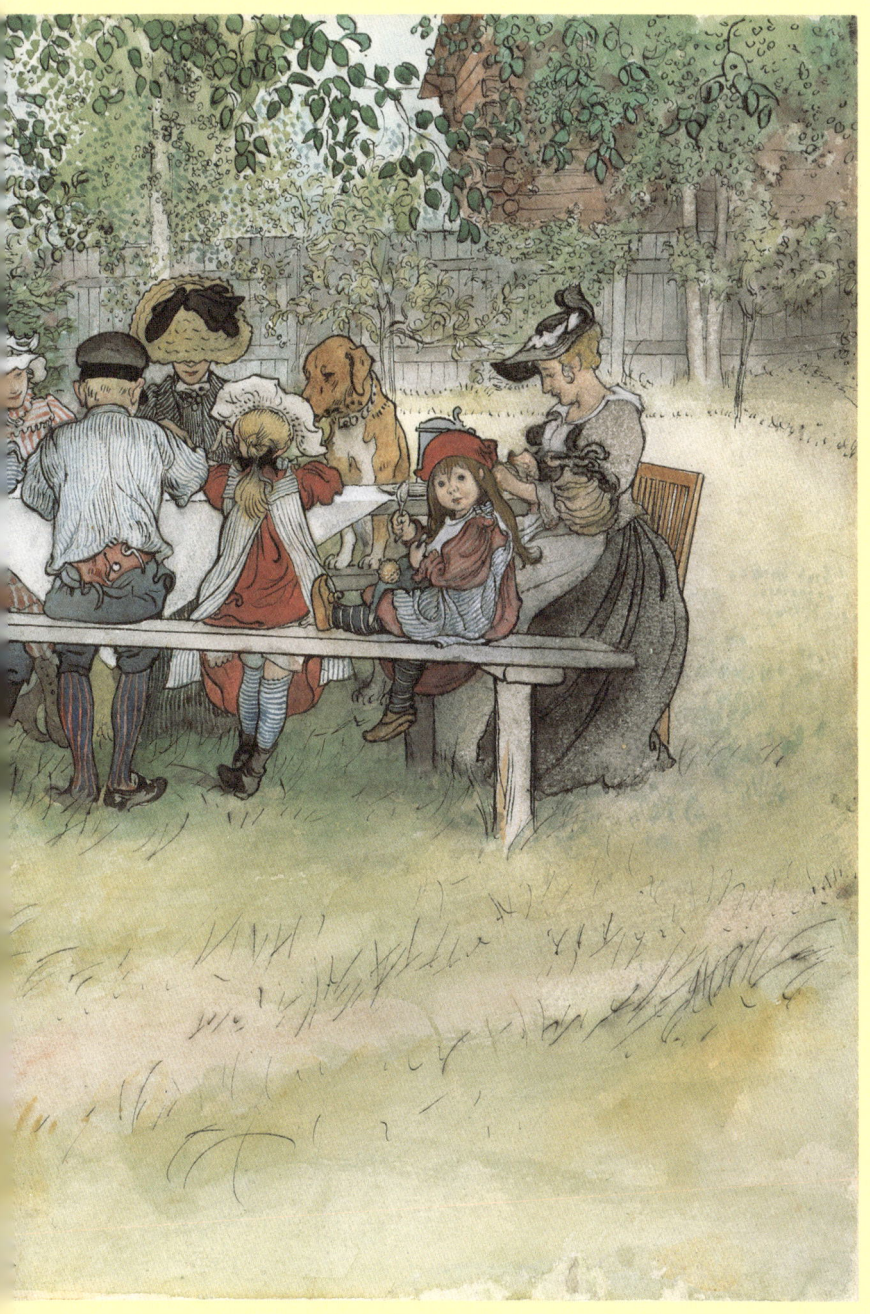

Carl Larsson, *Breakfast under the big birch*

Day 97

마음은 무형의 존재다.

그만큼 시시각각 변화한다.

이 사실을 받아들이면 자신이 의지가 약하다거나,

변덕이 심하다거나 하는

자기 비하는 하지 않을 수 있다.

마음의 변화가 자연스러운 일임을 받아들이고

그 변화의 폭과 횟수를 줄여나가자.

> Day 98

죽음은 누구에게나 언제든 예고 없이 찾아온다.
임종 체험을 통해 어떻게 죽는 것이 존엄사인지,
웰다잉이란 무엇인지 생각해보면서
삶을 돌아보는 기회를 가져보자.
죽음을 미리 경험해보는 것을 통해
오늘을 더 잘살 수 있는 에너지를 얻을 수 있다.

....

....

....

....

....

....

앙리 루소, 카니발 저녁
Henri Rousseau, Canival Evening

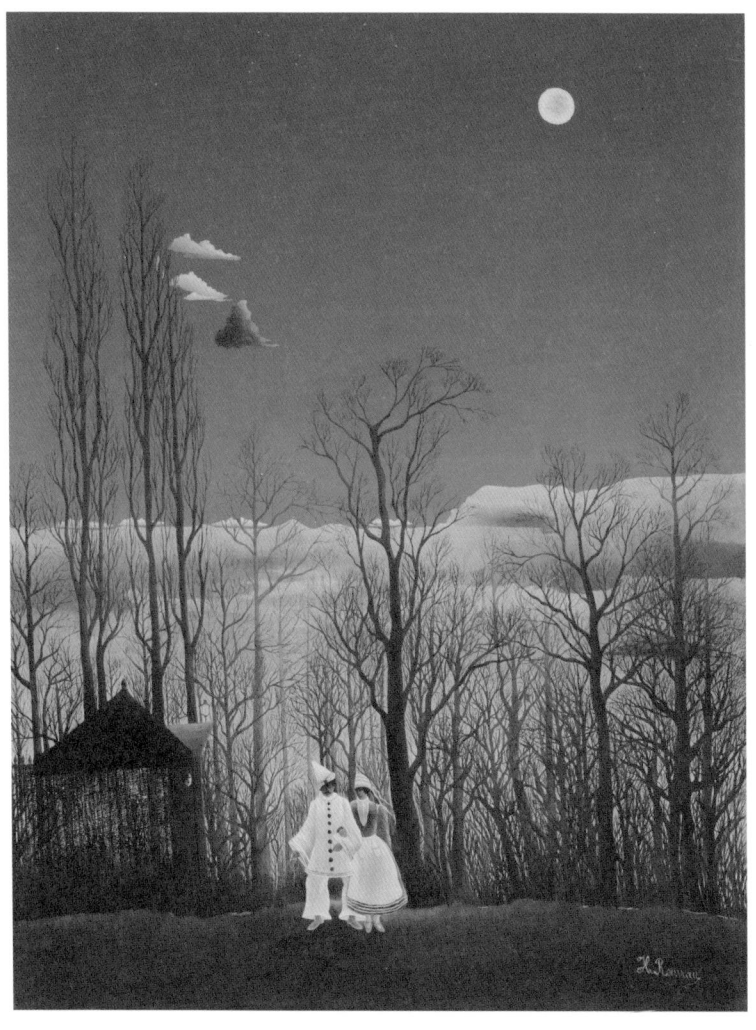

Day 99

몸이 바뀌면
생각이 바뀌고 인생이 바뀐다.
욕심 많은 인생에서 단순한 삶으로
전환하는 계기가 된다.
채소·과일식을 하면
스트레스가 줄어들고,
욕망과 욕심을 내려놓게 되고,
집착과 소비를 줄일 수 있다.

Day 100

채소·과일식을 한다는 것은
마음수행이다.
좋은 식생활 습관만이
건강 나이와 수명을 늘려주는
유일한 길이다.
최고의 치유는 예방이다.

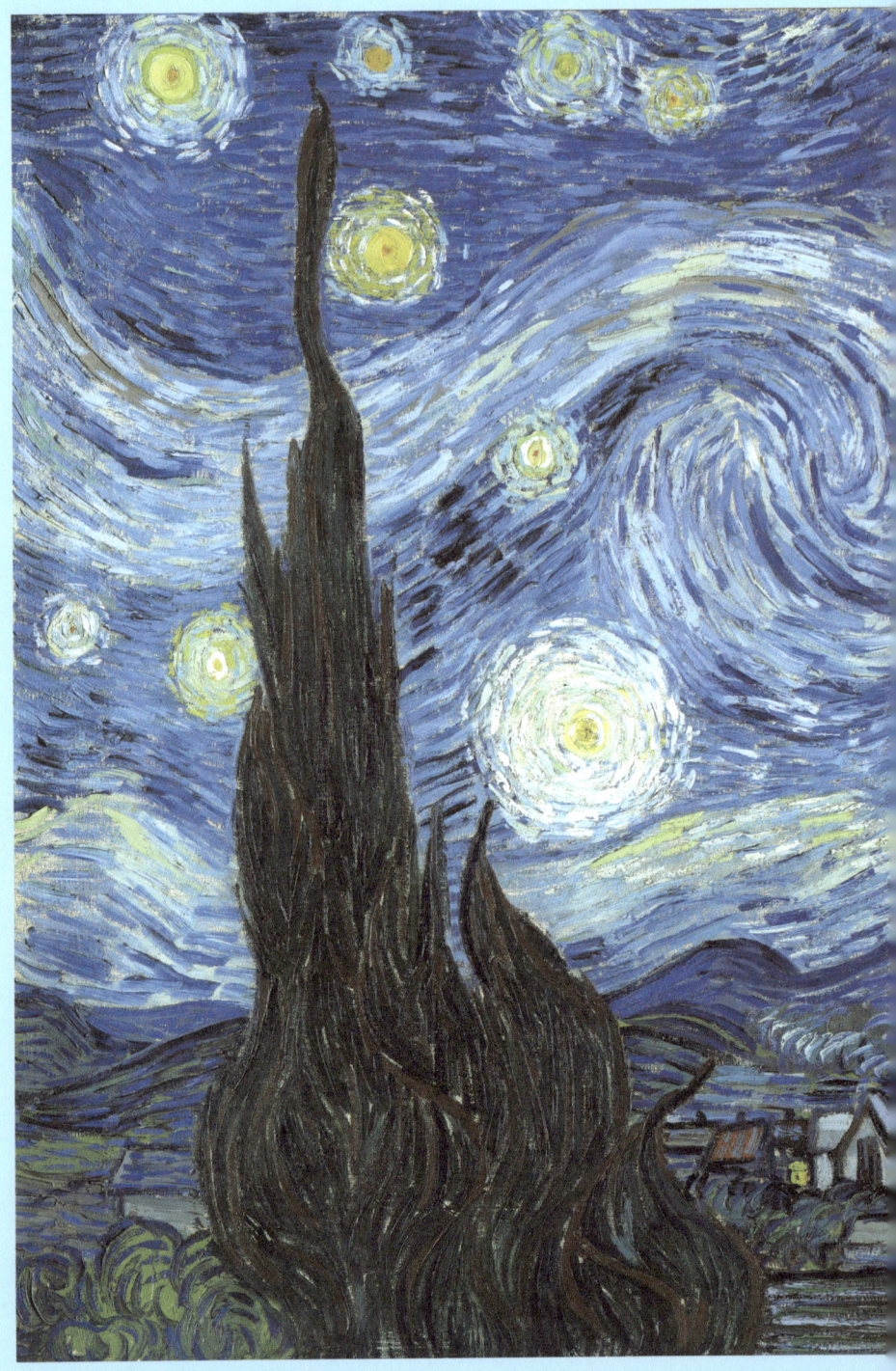

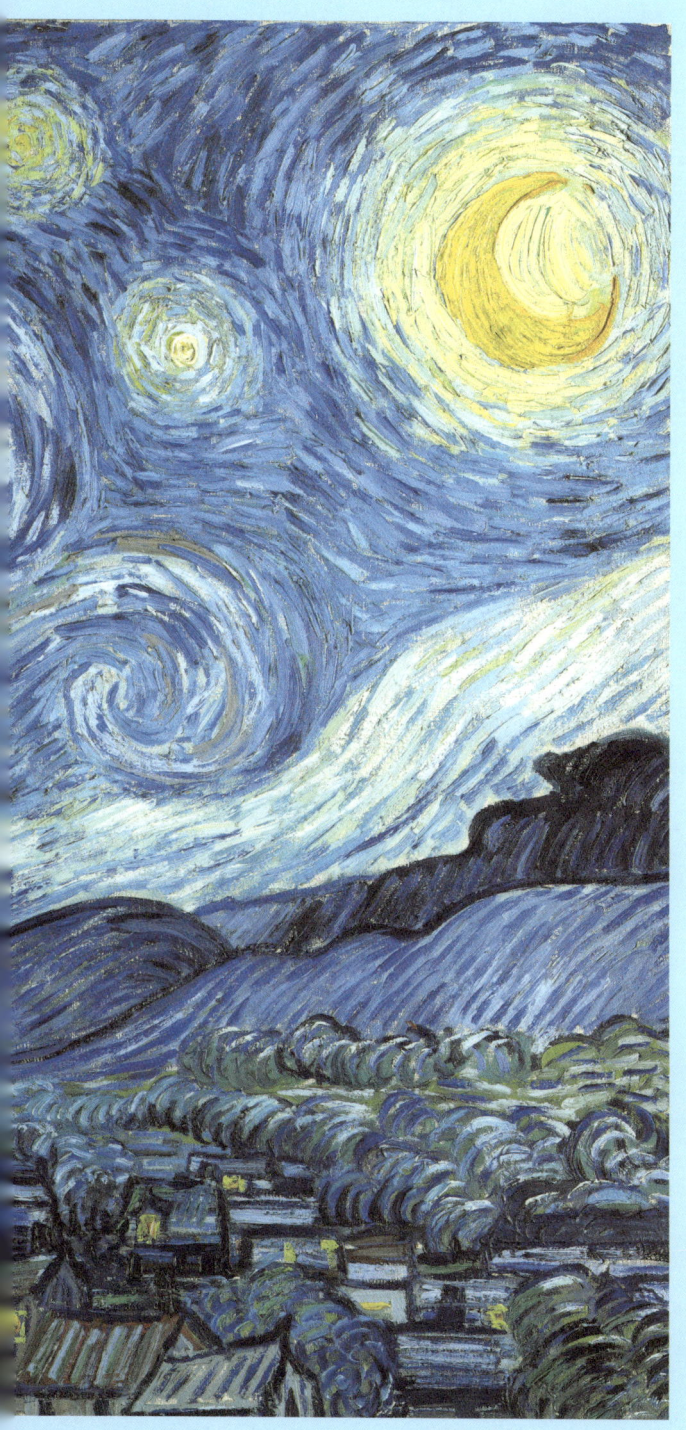

빈센트 반 고흐, 별이 빛나는 밤
Vincent van Gogh, The Starry Night

100 DAYS HABIT TRACKER

완전 건강을 위한 100일 도전

100일 해빗 트레커에 필사한 날짜를 적어보세요.
건강한 몸과 마음의 평화를 얻을 수 있습니다.

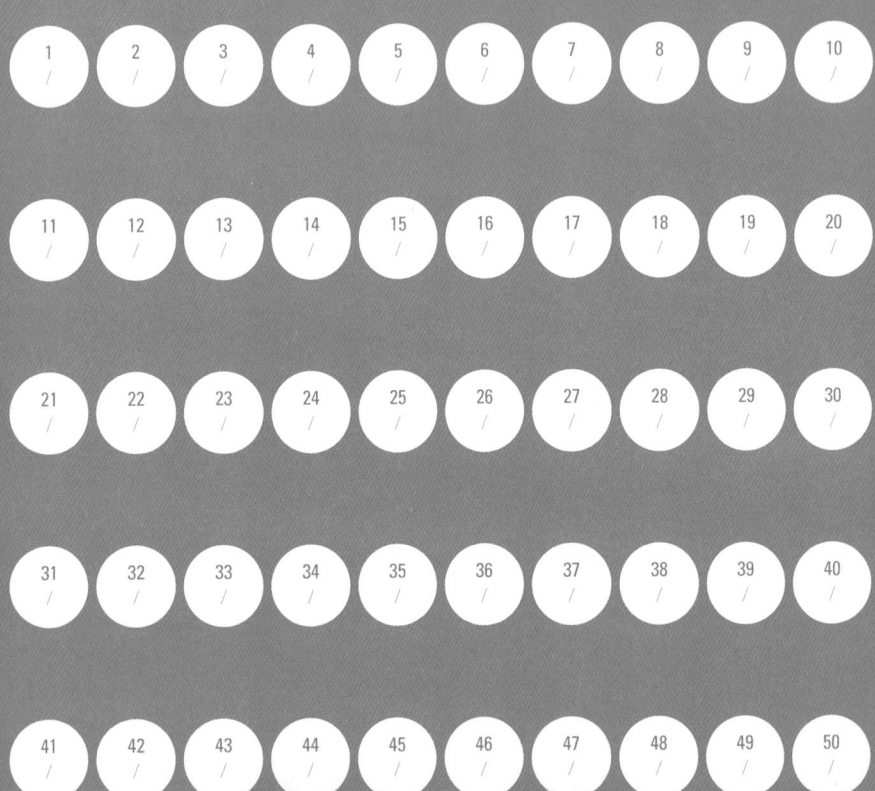

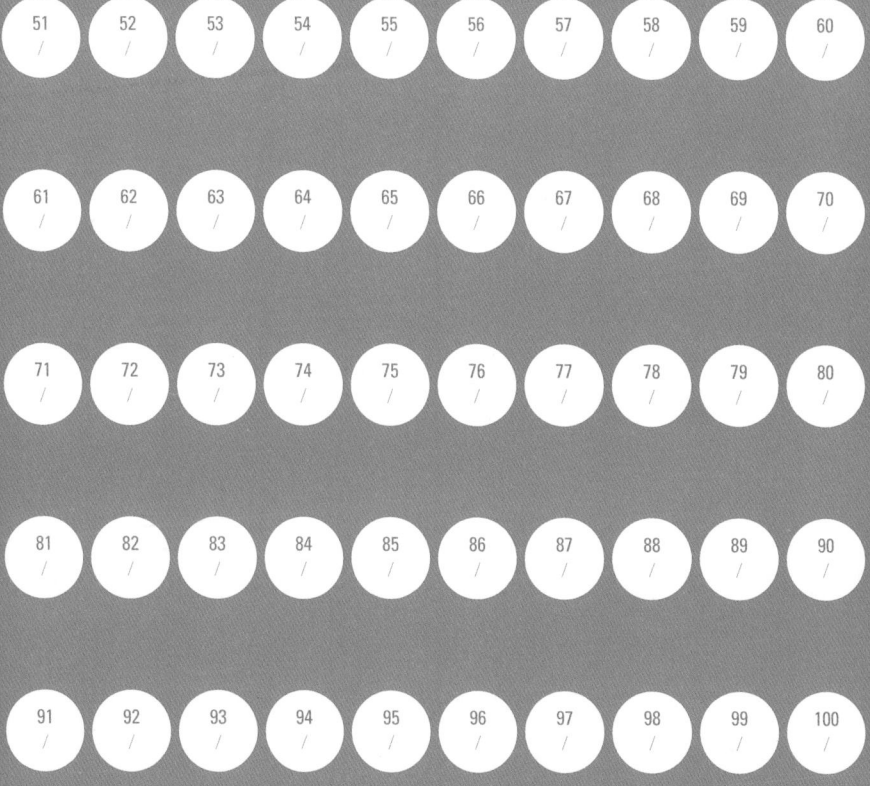

나를 건강하게 하는 100일 식습관

	10월 27일 월요일	월 일 요일	월 일 요일	월 일 요일	월 일 요일	월 일 요일	월 일 요일
특이사항	12시간 공복, 수면 8시간						
운동	맨발 걷기 30분						
아침	음양탕, 까주스						
사이							
점심	야채 샐러드 2접시						
사이	견과류 한봉지						
저녁	채소 과일식						
사이							

나를 건강하게 하는 100일 식습관

	월 일 요일	월 일 요일	월 일 요일	월 일 요일	월 일 요일	월 일 요일	월 일 요일
특이사항							
운동							
아침							
사이							
점심							
사이							
저녁							
사이							

나를 건강하게 하는 100일 식습관

	월 일 요일	월 일 요일	월 일 요일	월 일 요일	월 일 요일	월 일 요일	월 일 요일
특이사항							
운동							
아침							
사이							
점심							
사이							
저녁							
사이							

나를 건강하게 하는 100일 식습관

	월 일 요일	월 일 요일	월 일 요일	월 일 요일	월 일 요일	월 일 요일	월 일 요일
특이사항							
운동							
아침							
사이							
점심							
사이							
저녁							
사이							

나를 건강하게 하는 100일 식습관

	월 일 요일	월 일 요일	월 일 요일	월 일 요일	월 일 요일	월 일 요일	월 일 요일
특이사항							
운동							
아침							
사이							
점심							
사이							
저녁							
사이							

나를 건강하게 하는 100일 식습관

	월 일 요일	월 일 요일	월 일 요일	월 일 요일	월 일 요일	월 일 요일	월 일 요일
특이사항							
운동							
아침							
사이							
점심							
사이							
저녁							
사이							

나를 건강하게 하는 100일 식습관

	월 일 요일	월 일 요일	월 일 요일	월 일 요일	월 일 요일	월 일 요일	월 일 요일
특이사항							
운동							
아침							
사이							
점심							
사이							
저녁							
사이							

나를 건강하게 하는 100일 식습관

	월 일 요일	월 일 요일	월 일 요일	월 일 요일	월 일 요일	월 일 요일	월 일 요일
특이사항							
운동							
아침							
사이							
점심							
사이							
저녁							
사이							

나를 건강하게 하는 100일 식습관

	월 일 요일	월 일 요일	월 일 요일	월 일 요일	월 일 요일	월 일 요일	월 일 요일
특이사항							
운동							
아침							
사이							
점심							
사이							
저녁							
사이							

나를 건강하게 하는 100일 식습관

	월 일 요일	월 일 요일	월 일 요일	월 일 요일	월 일 요일	월 일 요일	월 일 요일
특이사항							
운동							
아침							
사이							
점심							
사이							
저녁							
사이							

나를 건강하게 하는 100일 식습관

	월 일 요일	월 일 요일	월 일 요일	월 일 요일	월 일 요일	월 일 요일	월 일 요일
특이사항							
운동							
아침							
사이							
점심							
사이							
저녁							
사이							

나를 건강하게 하는 100일 식습관

	월 일 요일	월 일 요일	월 일 요일	월 일 요일	월 일 요일	월 일 요일	월 일 요일
특이사항							
운동							
아침							
사이							
점심							
사이							
저녁							
사이							

나를 건강하게 하는 100일 식습관

	월 일 요일	월 일 요일	월 일 요일	월 일 요일	월 일 요일	월 일 요일	월 일 요일
특이사항							
운동							
아침							
사이							
점심							
사이							
저녁							
사이							

나를 건강하게 하는 100일 식습관

	월 일 요일	월 일 요일	월 일 요일	월 일 요일	월 일 요일	월 일 요일	월 일 요일
특이사항							
운동							
아침							
사이							
점심							
사이							
저녁							
사이							

나를 건강하게 하는 100일 식습관

	월 일 요일	월 일 요일	월 일 요일	월 일 요일	월 일 요일	월 일 요일	월 일 요일
특이사항							
운동							
아침							
사이							
점심							
사이							
저녁							
사이							

나를 건강하게 하는 100일 식습관

	월 일 요일	월 일 요일	월 일 요일	월 일 요일	월 일 요일	월 일 요일	월 일 요일
특이사항							
운동							
아침							
사이							
점심							
사이							
저녁							
사이							

조승우
한약 전문 약국 '예방원' 원장.

경영학과를 졸업하고 은행에서 첫 사회생활을 시작했다. 돈을 만지다 보니 부자가 되고 싶었다. 커피 사업을 시작했고 탐나게 돈을 벌기도 했다. 정신없이 살았고 고기와 가공식품도 정신없이 먹었다. 그러다 보니 몸이 아프기 시작했다. 체중이 불어났고 갑자기 심장이 막혀왔다. 32세에 관상동맥조영술을 받았지만 가슴통증은 여전했다. 약을 먹어도 낫지 않았다. 원인 모를 근육통에 시달리며 섬유근육통 진단명을 더 얻었다. 병원에서는 원인을 알 수 없는 병이라며 시한부 판정을 내렸다. 이대로 죽는다는 게 억울했다. 병의 원인을 알고 싶어서 약대 한약학과에 진학해 몸과 질병에 관한 공부를 시작했다. 그러고 나서 깨달았다. 병원과 약물로는 비만과 질병 치료가 불가능하다는 것을.

산 음식(채소와 과일과 무첨가주스)을 먹으면 살고, 죽은 음식(가공식품)을 먹으면 죽는다는 진실을 깨달았다. 깨닫고 실천하자 심장병이 씻은 듯이 나았다. 환자들에게 돈 되는 한약을 팔기보다, 돈 안 되는 채소·과일식을 권했다. 난임이었던 산모가 아이를 낳았고, 밤새 울던 아이가 방실방실 웃기 시작했다. 만성질환, 비만뿐 아니라 암 선고를 받고 찾아온 이들에게 채소·과일식을 권하고 식습관을 바꾸게 하자 절망에서 희망을 얻었다며 건강을 되찾아 나갔다.

건강 분야 40주 연속 1위를 기록한 베스트셀러 『채소·과일식』을 시작으로 『완전 배출』 『완치 비만』 『어린이를 위한 채소·과일식』 『나를 살리는 습관, 죽이는 습관』 『채소·과일식 레시피』 『완전 건강 상담소』를 출간했다.

나는 지금 건강합니다

1판 1쇄 인쇄 2025년 10월 15일
1판 1쇄 발행 2025년 10월 27일

지은이 조승우

발행인 양원석
편집 출판기획실 **디자인** 이창욱
영업마케팅 윤송, 김지현, 최현유, 백승원, 유민경

펴낸 곳 ㈜알에이치코리아
주소 서울시 금천구 가산디지털2로 53, 20층 (가산동, 한라시그마밸리)
편집문의 02-6443-8842   **도서문의** 02-6443-8800
홈페이지 http://rhk.co.kr
등록 2004년 1월 15일 제2-3726호

ISBN 978-89-255-7299-4 (03510)

※ 이 책은 ㈜알에이치코리아가 저작권자와의 계약에 따라 발행한 것이므로
   본사의 서면 허락 없이는 어떠한 형태나 수단으로도 이 책의 내용을 이용하지 못합니다.
※ 잘못된 책은 구입하신 서점에서 바꾸어 드립니다.
※ 책값은 뒤표지에 있습니다.